Henrik Holtmann
Last Minute
Histologie

In der Reihe Last Minute erscheinen folgende Titel:

- Last Minute Anatomie
- Last Minute Biochemie
- Last Minute Chirurgie
- Last Minute Gynäkologie und Geburtshilfe
- Last Minute Histologie
- Last Minute Innere Medizin
- Last Minute Mikrobiologie
- Last Minute Neurologie
- Last Minute Pädiatrie
- Last Minute Pathologie
- Last Minute Pharmakologie
- Last Minute Physiologie
- Last Minute Psychiatrie

Henrik Holtmann

Last Minute
Histologie

1. Auflage

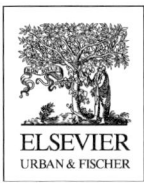

URBAN & FISCHER   München

Zuschriften und Kritik an:
Elsevier GmbH, Urban & Fischer Verlag, Hackerbrücke 6, 80335 München
E-Mail: medizinstudium@elsevier.de

Wichtiger Hinweis für den Benutzer
Die Erkenntnisse in der Medizin unterliegen laufendem Wandel durch Forschung und klinische Erfahrungen. Herausgeber und Autoren dieses Werks haben große Sorgfalt darauf verwendet, dass die in diesem Werk gemachten therapeutischen Angaben (insbesondere hinsichtlich Indikation, Dosierung und unerwünschter Wirkungen) dem derzeitigen Wissensstand entsprechen. Das entbindet den Nutzer dieses Werks aber nicht von der Verpflichtung, anhand weiterer schriftlicher Informationsquellen zu überprüfen, ob die dort gemachten Angaben von denen in diesem Buch abweichen und seine Verordnung in eigener Verantwortung zu treffen.
Für die Vollständigkeit und Auswahl der aufgeführten Medikamente übernimmt der Verlag keine Gewähr.
Geschützte Warennamen (Warenzeichen) werden in der Regel besonders kenntlich gemacht (®). Aus dem Fehlen eines solchen Hinweises kann jedoch nicht automatisch geschlossen werden, dass es sich um einen freien Warennamen handelt.

Bibliografische Information der Deutschen Nationalbibliothek
Die Deutsche Nationalbibliothek verzeichnet diese Publikation in der Deutschen Nationalbibliografie; detaillierte bibliografische Daten sind im Internet über http://www.d-nb.de abrufbar.

Alle Rechte vorbehalten
1. Auflage 2012
© Elsevier GmbH, München
Der Urban & Fischer Verlag ist ein Imprint der Elsevier GmbH.

12 13 14 15   4 3 2 1

Für Copyright in Bezug auf das verwendete Bildmaterial siehe Abbildungsnachweis.

Das Werk einschließlich aller seiner Teile ist urheberrechtlich geschützt. Jede Verwertung außerhalb der engen Grenzen des Urheberrechtsgesetzes ist ohne Zustimmung des Verlages unzulässig und strafbar. Das gilt insbesondere für Vervielfältigungen, Übersetzungen, Mikroverfilmungen und die Einspeicherung und Verarbeitung in elektronischen Systemen.

Um den Textfluss nicht zu stören, wurde bei Berufsbezeichnungen die grammatikalisch maskuline Form gewählt. Selbstverständlich sind in diesen Fällen immer Frauen und Männer gemeint.

Planung: Christina Nußbaum, Dr. Katja Weimann, Elsevier Deutschland, München
Lektorat: Christine Stockert, Prinz 5 Medien GmbH, Augsburg
Herstellung: Peter Sutterlitte, Elsevier Deutschland, München
Satz: abavo GmbH, Buchloe/Deutschland; TnQ, Chennai/Indien
Druck und Bindung: Printer Trento, Italien
Umschlaggestaltung: SpieszDesign, Neu-Ulm
Titelfotografie: © GettyImages/Kick Images/Tsoi Hoi Fung

ISBN 978-3-437-43015-2

Aktuelle Informationen finden Sie im Internet unter **www.elsevier.de** und **www.elsevier.com**

Vorwort

Neben der Anatomie erfreut sich die Histologie häufig keiner besonderen Beliebtheit, sowohl im vorklinischen Kurs als auch in der Vorbereitung auf das Physikum. Die vorhandenen Lehrbücher, die die Dozenten empfehlen, sind häufig lang und damit nur schwer geeignet, um schnell noch einmal den Prüfungsstoff vor einer Klausur oder dem schriftlichen Teil des Physikums zu wiederholen. Insbesondere, wenn noch viele andere Fächer gleichzeitig gelernt werden müssen! Häufig lautet die Entscheidung dann: Ich lese ein Kompendium, in dem alle vorklinischen Fächer vereint sind. Ich selbst traf die Entscheidung vor Jahren und merkte, dass das Kompendium nicht ausreicht, um alle GK- oder Semesterklausurfragen zu beantworten. Aber um ein Standardlehrbuch zu lesen, war die Zeit zu kurz.

So entstand dieses Kompendium, das die Eigenschaften Verständlichkeit, Prüfungsrelevanz, Studentenfreundlichkeit, Übersichtlichkeit und Klinikbezug miteinander vereint. Besondere didaktischen Elemente unterstützen die Prüfungsvorbereitung: An jedem Kapitelende sind vertiefende Fragen aufgeführt; GK-Fragen wurden zusammengetragen inklusive der am häufigsten gestellten Top-Prüfungsfragen und im Online-Auftritt finden sich typische mündliche Prüfungsfragen. Obgleich das Buch das Mikroskopieren oder das Zur-Hand-Nehmen eines Histologieatlasses nicht ersetzen will, stellt es doch die wichtigsten histologischen Zusammenhänge in Bildern und Graphiken dar, um die theoretischen Grundlagen zu verdeutlichen.

Mein besonderer Dank gilt Frau Dr. Katja Weimann, Frau Sabine Hennhöfer und Frau Alexandra Frntic vom Elsevier Urban & Fischer Verlag für die fruchtbare Zusammenarbeit und die Unterstützung in allen Phasen der Entstehung dieses Buches. Ebenso Frau Christine Stockert von Prinz 5 Medien für die redaktionelle Bearbeitung meines Buches und die damit verbundenen wertvollen Änderungs- und Ergänzungsvorschläge. Nicht zuletzt danken möchte ich auch meinen Kollegen Herrn Fabian Rengier und Herrn Christoph Jaschinski vom Buch Last Minute Anatomie für die konstruktiven Verbesserungsvorschläge bei der Durchsicht meiner Kapitel und meiner Lebenspartnerin, die mich an vielen Abenden und Wochenenden entbehren musste.

Über jede Rückmeldung, Kritik und Anregung zu diesem Buch freue ich mich. Nur so können nötige Verbesserungen in das Buch Einzug finden.

Abschließend möchte ich allen Lesern viel Erfolg und Freude bei der Arbeit mit diesem Buch und der Vorbereitung auf Semesterklausuren und Physikum wünschen.

Homburg 2011

Dr. Henrik Holtmann

So nutzen Sie das Buch

Prüfungsrelevanz
Die Elsevier-Reihe Last Minute bietet Ihnen die Inhalte, zu denen in den Examina der letzten fünf Jahre Fragen gestellt wurden. Eine Farbkennung gibt an, wie häufig ein Thema gefragt wurde, d.h. wie prüfungsrelevant es ist:
- Kapitel in violett ■ kennzeichnen die Inhalte, die in bisherigen Examina sehr häufig geprüft wurden.
- Kapitel in grün ■ kennzeichnen die Inhalte, die in bisherigen Examina mittelmäßig häufig geprüft wurden.
- Kapitel in blau ■ kennzeichnen die Inhalte, die in bisherigen Examina eher seltener, aber immer wieder mal geprüft wurden.

Lerneinheiten

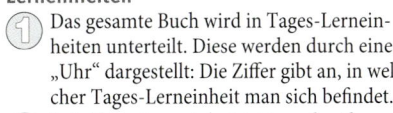
Das gesamte Buch wird in Tages-Lerneinheiten unterteilt. Diese werden durch eine „Uhr" dargestellt: Die Ziffer gibt an, in welcher Tages-Lerneinheit man sich befindet.

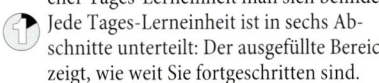
Jede Tages-Lerneinheit ist in sechs Abschnitte unterteilt: Der ausgefüllte Bereich zeigt, wie weit Sie fortgeschritten sind.

Und online finden sie zum Buch
- Original-IMPP-Fragen
- zu jedem Kapitel typische Fragen und Antworten aus der mündlichen Prüfung.

■ CHECK-UP
Check-up-Kasten: Fragen zum Kapitel als Selbsttest.

Merkekasten: wichtige Fakten, Merkregeln.

Zusatzwissen zum Thema, z.B. zusätzliche klinische Informationen.

Adresse

Dr. Henrik Holtmann
Klinik für Mund-, Kiefer- und Gesichtschirurgie,
Gebäude 71.1
Universitätsklinikum des Saarlands
Kirrberger Straße 100
66421 Homburg an der Saar
Deutschland
E-Mail: henrik.holtmann@uniklinikum-saarland.de

Abkürzungen

A.	Arteria
Aa.	Arteriae
ABP	androgenbindendes Protein
ACE	Angiotensinkonversionsenzym
ACTH	adrenokortikotropes Hormon
ADH	antidiuretisches Hormon
ADP	Adenosindiphosphat
AF	Aktinfilament
AMH	Anti-Müller-Hormon
ANP	atriales natriuretisches Peptid
APUD-System	Amine precursor uptake and decarboxylation system
ATP	Adenosintriphosphat
AV	atrioventrikular
BALT	Bronchus-associated lymphoid tissue
BHS	Blut-Hirn-Schranke
BKS	Blut-Kammerwasser-Schranke
BLS	Blut-Liquor-Schranke
BNP	Brain natriuretic peptide
CALT	Conjunctiva-associated lymphoid tissue
CCK	Cholezystokinin
CCSP	Clara cell secretory protein
CD	Cluster of differentiation
CED	chronisch-entzündliche Darmerkrankung
CFTR	Cystic fibrosis transmembrane conductance regulator
CFU	Colony-forming unit
CIS	Carcinoma in situ
CRH	Corticotropin-releasing hormone
CSF	Colony-stimulating factor
CT	Computertomogramm, -tomographie
D.	Ductus
DNA	Desoxyribonukleinsäure
DNES	diffuses neuroendokrines System
EC	enterochromaffin
ECL	enterochromaffin-like
ECP	Eosinophil cationic protein
EDN	Eosinophil-derived neurotoxin
EM	Elektronenmikroskop
ENS	enterisches Nervensystem
ER	endoplasmatisches Retikulum
EZM	extrazelluläre Matrix
Fab	Fragment antigen binding
FAE	follikelassoziiertes Epithel
Fc	Fragment crystallizable
FDZ	follikuläre dendritische Zelle
FE	Follikelepithelzellen (der Schilddrüse)
FSH	follikelstimulierendes Hormon
GABA	γ-Aminobuttersäure

Abkürzungsverzeichnis

GALT	Gut-associated lymphoid tissue	PAS	Periodic acid Schiff
GBM	glomeruläre Basalmembran	PDE	Phosphodiesterase
GEP-System	gastroenteropankreatisches System	PDGF	Platelet-derived growth factor
		p.m.	post menstruationem
gER	glattes endoplasmatisches Retikulum	PNS	peripheres Nervensystem
		POMC	Proopiomelanocortin
Gew.-%	Gewichtsprozent	PSA	prostataspezifisches Antigen
GFAP	Glial fibrillary acidic protein	R.	Ramus
GH	Growth hormone	REM	Rasterelektronenmikroskop
GHRH	Growth hormone-releasing hormone	rER	raues endoplasmatisches Retikulum
GIP	Gastric inhibitory peptide, Glucose-dependent insulin-releasing peptide	RES	retikuloendotheliales System
		RNA	Ribonukleinsäure
		Rr.	Rami
Gl.	Glandula	sER	sarkoplasmatisches Retikulum
Gll.	Glandulae	SNARE	Soluble N-ethylmaleimide-sensitive-factor attachment receptor
GLP	Glucagon-like peptide		
GLUT	Glukosetransporter	SP	surfactantassoziiertes Protein
GnRH	Gonadotropin-releasing hormone	STEM	Scanning transmission electron microscope
H.E.	Hämatoxylin-Eosin		
HEV	hochendotheliale Venole	Str.	Stratum
HHA	Hypothalamus-Hypophysen-Achse	T_3	Trijodthyronin
HHL	Hypophysenhinterlappen	T_4	Thyroxin
HPL	humanes plazentares Laktogen	TDF	Testis-determining factor
HVL	Hypophysenvorderlappen	TDLU	Terminal duct lobular unit
IDZ	interdigitierte dendritische Zellen	TEM	Transmissionselektronenmikroskop
Ig	Immunglobulin	TG	Thyreoglobulin
IGF	Insulin-like growth factor	TIMP	Tissue inhibitors of metalloproteinases
LH	luteinisierendes Hormon		
Lig.	Ligamentum	TNF	Tumor-Nekrose-Faktor
Ligg.	Ligamenta	TPO	Thyreoperoxidase
M.	Musculus	TRH	Thyrotropin-releasing hormone
MALT	Mucosa-associated lymphoid tissue	TSH	thyroideastimulierendes Hormon
MAP	mikrotubulusassoziierte Proteine	TZR	T-Zell-Rezeptor
MBP	Major basic protein	UV	ultraviolett
MDT	Magen-Darm-Trakt	V.	Vena
MG	Massengewicht	VIP	vasoaktives intestinales Peptid
MHC	Major histocompatibility complex	Vv.	Venae
Mm.	Musculi	ZNS	zentrales Nervensystem
MMP	Matrix-Metalloproteinasen		
MPS	Makrophagen-Phagozyten-System		
m-RNA	Messenger-Ribonukleinsäure		
MSH	melanozytenstimulierendes Hormon		
N.	Nervus		
NALT	Nose-associated lymphoid tissue		
Ncl.	Nucleus		
Ncll.	Nuclei		
NK-Zelle	natürliche Killerzelle		
Nn.	Nervi		
NNM	Nebennierenmark		
NNR	Nebennierenrinde		
NSE	neuronspezifische Enolase		
OBP	Odorant-Bindungsproteine		
PALS	periarterielle Lymphozytenscheide		

Abbildungsnachweis

Der Verweis auf die jeweilige Abbildungsquelle befindet sich bei allen Abbildungen im Buch am Ende des Legendentextes in eckigen Klammern.

Alle nicht besonders gekennzeichneten Grafiken und Abbildungen © Elsevier GmbH, München.

E350	M. Bath-Balogh, M. Fehrenbach: Illustrated dental Embryology, Histology and Anatomy, Elsevier Saunders, 2006	E360	J. Avery, D. Chiego: Essentials of oral Histology and Embryology, 3rd ed., Elsevier Mosby, 2006
E371	K. Patton, G. Thibodeau: Anatomy and Physiology, 7th ed., Elsevier Mosby, 2009	E361	M. Yanoff, J. Sassani: Ocular Pathology, 6th ed., Elsevier Mosby, 2008
E352	A. Kierszenbaum: Histology and Cell Biology: An Introduction to Pathology, Elsevier Mosby, 2007	F220	Journal of Hepatology
		L107	M. Budowick, München
		L141	S. Elsberger, Planegg
E353	A. Waugh, A. Grant: Ross and Wilson Anatomy and Physiology in Health and Illness, 11th ed., Elsevier Churchill Livingstone, 2010	M375	Prof. Dr. U. Welsch, München
		R170-3	U. Welsch: Sobotta Lehrbuch der Histologie unter Mitarbeit von Thomas Deller, 3. Aufl., Elsevier GmbH, Urban & Fischer Verlag, München, 2010
E354	B. M. Koeppen, B. A. Stanton: Berne and Levy Physiology, 6th ed., Elsevier Mosby, 2008	R249	K. Moore, T. V. N. Persaud, Ch. Viebahn (Hrsg.): Embryologie: Entwicklungsstadien – Frühentwicklung – Organogenese – Klinik, 5. Aufl., Urban & Fischer, 2007
E355	Cecil Medicine, 23rd ed., Elsevier Saunders, 2008		
E356	V. L. Katz, G. Lentz, R. A. Lobo, D. Gershenson: Comprehensive Gynecology, 5th ed., Elsevier Mosby, 2007	R250	H. Holtmann, M. Bobkowsky: Basics Histologie, 1. Aufl., Urban & Fischer, 2008
E357	G. Rich: Massage Therapy, Elsevier Mosby, 2007	S007	Sobotta, Atlas der Anatomie des Menschen, Band 1, 20. Aufl., Urban & Schwarzenberg, München, 1993
E358	N. Bullock, A. Doble, W. Turner: Urology, Elsevier Churchill Livingstone, 2008	S018	Sobotta: Histologie, 5. Aufl., Urban & Schwarzenberg, München – Wien – Baltimore, 1997
E359	A. Perry, P. Brat: Practical Surgical Neuropathology, Elsevier Churchill Livingstone, 2010		

Inhaltsverzeichnis

Tag 1 1

1　Allgemeine Histologie 1

　Methoden 1

　Epithelgewebe 4

　Exokrine und endokrine Drüsen 8

　Binde- und Stützgewebe 10

　Muskelgewebe 21

　Nervengewebe 27

2　Histologie der Organe 35

　Blut und Herz-Kreislauf-System 35

　Lymphatisches System 42

　Atmungsorgane 47

Tag 2 51

　Verdauungsapparat 51

　Endokrine Organe 62

　Harnorgane 67

　Weibliche Geschlechtsorgane 72

　Männliche Geschlechtsorgane 77

　Nervensystem 80

　Sehorgan 86

　Hör- und Gleichgewichtsorgan 92

　Haut und Hautanhangsgebilde 95

Register 101

1 Allgemeine Histologie

- Methoden 1
- Epithelgewebe 4
- Exokrine und endokrine Drüsen 8
- Binde- und Stützgewebe 10
- Muskelgewebe 21
- Nervengewebe 27

 ## Methoden

■ Lichtmikroskopie

Die Lichtmikroskopie erreicht heute eine Vergrößerung bis 1.000-fach und eine Auflösungsgrenze von ca. 0,3 μm. Sie gehört zu den Standarduntersuchungsverfahren in der Anatomie, Mikrobiologie und Pathologie. Am häufigsten wird die **Durchlichtmikroskopie** angewendet, bei der das Präparat von einer darunter liegenden Lichtquelle durchleuchtet wird.

Vorbereitung des Gewebes

Gewebeentnahme und Fixierung. Das zu untersuchende Gewebe sollte möglichst frisch sein und schnell fixiert werden, um später weitestgehend dem Zustand im Körper des Menschen zu entsprechen. Durch **chemische Fixierung** mit 4–10 % Formaldehyd werden v. a. Proteine denaturiert und so die Autolyse verhindert.

Einbettung. Nach der Entwässerung wird das Gewebe in Formen in Paraffin gegossen, sodass schneidfähige Blöcke entstehen.

Schneiden. Mit einem **Mikrotom** werden von den Blöcken 5–10 μm dünne Schnitte abgetrennt, die anschließend auf einen Objektträger aufgezogen werden.

Färben. Nach **Entparaffinierung** mit Xylol und **Rehydrierung** werden die Schnitte in die jeweilige Färbelösung gegeben.

Eindecken. Nach Abspülen überschüssiger Farblösung (**Differenzierung**) werden die Schnitte erneut dehydriert und mit einem an der Luft aushärtenden Medium sowie einem Deckglas eingedeckt.

> Knochen und Zahnhartsubstanzen werden vor der Einbettung **entkalkt** oder es werden dünne **Schliffpräparate** hergestellt. Entkalkung wird v. a. bei der Beurteilung der organischen Substanzen eingesetzt, der Schliff bei der Beurteilung der anorganischen Teile.

Histologische Standardfärbungen

Um Gewebestrukturen sichtbar zu machen, ist i. d. R. eine Färbung der Schnittpräparate notwendig. Histologische Standardfärbungen werden unterschieden in:
- **Saure Farbstoffe**: für **azidophile** Zellbestandteile. Anionische (negativ geladene) Farbstoffe, die kationische (positiv geladene) Zellbestandteile wie das Zytoplasma oder speziell die Mitochondrien anfärben. Häufig eingesetzt werden **Eosin** (**eosinophil**), **Anilinblau**, **Azokarmin**, **Orange G**, **Pikrinsäure**, **Ponceau** und **Säurefuchsin**.
- **Basische Farbstoffe**: für **basophile** Zellbestandteile. Kationische Farbstoffe, die bevorzugt anionische Zellbestandteile wie Zellkern

1 Allgemeine Histologie

und raues endoplasmatisches Retikulum anfärben. Am weitesten verbreitet ist **Hämatoxylin** (als Eisenhämatoxylin oder Hämalaun), **Azur**, **Kresylviolett**, **Methylenblau** und **Toluidinblau**.
Die Farbstoffe werden zu Standardfärbungen kombiniert (→ Tab. 1.1). Wichtige Routinefärbungen sind zudem die **Giemsa-** (Azur und Eosin) und die **Pappenheim-Färbung** (Azur, Eosin und Methylenblau) in der Hämato- und Lymphohistologie.

Histochemische Färbungen
Ziel histochemischer Färbungen ist der spezifische Nachweis von einzelnen zellulären oder extrazellulären Eigenschaften oder Vorgängen. Man unterscheidet:
- **Enzymhistochemie**: Nachweis der Aktivität bestimmter Enzyme
- **Immunhistochemie**: Nachweis spezifischer Peptide und Proteine mit einer Antigen-Antikörper-Reaktion
- **In-situ-Hybridisierung**: Nachweis von DNA- oder RNA-Sequenzen mit komplementären DNA- oder RNA-Segmenten, die entweder radioaktiv oder mit einem fluoreszierenden Farbstoff (**Fluoreszenz-in-situ-Hybridisierung**) markiert sind
- **Substrathistochemie**: Nachweis bestimmter Stoffe oder Stoffgruppen. Beispiele:

Tab. 1.1 Wichtige histologische Standardfärbungen und ihre Färbeeigenschaften

	Enthaltene Farbstoffe	Zellkern	Zytoplasma	Kollagene Fasern (außer retikulären Fasern)	Retikuläre Fasern	Elastische Fasern
Azan	Anilin, Azokarmin, Orange G	Rot	Rot	Blau	Blau	Orange
H.E.	Eosin, Hämatoxylin	Blau	Rot und bei vielen Ribosomen bläulich	Rot	Rot	Schwach rot
Elastika	Orcein oder Resorcin-Fuchsin	Schwach rosa	Schwach rosa	Schwach rosa	Schwach rosa	Violett bis schwarz
Van Gieson	Eisenhämatoxylin, Pikrinsäure, Säurefuchsin	Braun bis schwarz	Gelb	Rot	Rot	Blass gelb
Eisenhämatoxylin	Eisenhämatoxylin	Grau mit schwarzen A-Banden der Myofibrillen, Granula, Mitochondrien und Zentrosomen	Gelb bis graugrün	Gelb bis graugrün	Schwach gelb bis grau	Schwarz
Masson	Anilinblau, Eisenhämatoxylin, Ponceau, Säurefuchsin	Braun bis schwarz	Rot	Blau	Blau	Schwach blau
Trichromfärbung nach Goldner	Eisenhämatoxylin, lichtgrün, orange G, Ponceau, Säurefuchsin	Braun bis schwarz	Rot	Grün	Grün	Schwach grün

- **Alzianblau-Färbung**: färbt Glykosaminoglykane, Hyaluronsäure und sulfatierten Schleim blau
- **Berliner-Blau-Reaktion** zum Eisennachweis
- **PAS-Reaktion**: färbt Glykogen, Glykoproteine und Schleim rot
- **Ölrot**, **SudanIII** oder **Sudanschwarz**: lassen Lipide orangerot bis braun aufleuchten.

Aussagekraft

Gefärbte Gewebeschnitte spiegeln nie die Realität im menschlichen Körper wider. So erscheinen z. B. Fettzellen in Standardschnitten weiß und inhaltslos, weil die enthaltenen Lipide bei der Aufbereitung herausgelöst wurden. Es handelt sich also um **Äquivalentbilder**, die aber bei gleichbleibender Reproduzierbarkeit von Schnitt zu Schnitt, Patient zu Patient und histologischem Labor zu histologischem Labor Rückschlüsse auf lebende Zellen erlauben. Abzugrenzen sind histologische **Artefakte**, die auf eine insuffiziente Präparataufbereitung hindeuten und nicht reproduzierbar sind.

■ Elektronenmikroskopie

Im Elektronenmikroskop (EM) werden Elektronen durch elektrische oder magnetische Felder („Linsen") zu einem Strahl gebündelt und auf das Präparat gelenkt.

Rasterelektronenmikroskop (REM). Verwendet zur Bildgebung die Elektronen, die durch die Wechselwirkung des Strahls mit den Atomen der Objektoberfläche zurückgeworfen werden. Es wird die Oberfläche eines Objekts wiedergegeben. „Rastern", da der Elektronenstrahl zeilenweise über das Präparat geführt wird.

Transmissionselektronenmikroskop (TEM). Verwendet zur Bildgebung die schnellen Elektronen, die das Präparat durchdringen. Der Schnitt muss hierfür sehr dünn sein. Beim Durchtritt werden die Elektronen von den verschiedenen Bestandteilen unterschiedlich stark abgelenkt. Beim TEM kann der Schnitt sowohl gerastert (Scanning transmission electron microscope, **STEM**) als auch von einem breiten, feststehenden Elektronenstrahl durchstrahlt werden. Die dabei entstehenden Bilder werden mit einer digitalen Kamera festgehalten. Aktuell wird eine bis zu 2-millionenfache Vergrößerung mit einer Auflösungsgrenze von etwa 0,1 nm erreicht.

Aufbereitung der Präparate. Fixiert wird mit **Glutaraldehyd** und **Osmiumtetroxid**, zur Einbettung werden **Epoxidharze** verwendet. Die Schnittdicke liegt bei 1 µm für Semi- und < 100 nm für Ultradünnschnitte. Als Objektträger dienen runde Kupfernetze. Kontrastiert („gefärbt") wird mit **Blei-** und **Uranylsalzen**. Für die Betrachtung unter dem REM müssen die Präparate zusätzlich schonend getrocknet und mit **Gold** oder **Kohlenstoff** (Graphit) bedampft werden, um die Oberfläche der Probe zu isolieren und deren eigene positive oder negative Aufladung zu verhindern.

Tab. 1.2 Weitere Mikroskopieverfahren neben der Durchlichtmikroskopie

Verfahren	Eigenschaften
Fluoreszenzmikroskopie	Betrachtung von mit Fluoreszenzfarbstoffen markierten Zellstrukturen oder autofluoreszierenden Zellbestandteilen
Dunkelfeld- und Phasenkontrastmikroskopie	Betrachtung von vitalen, ungefärbten Zellen und Geweben
konfokale Lasermikroskopie	Analyse eines Präparats durch Abtasten mit einem Laserstrahl und anschließende elektronischer Bildverarbeitung
Polarisationsmikroskopie	Analyse und Unterscheidung geordneter, optisch doppelt brechender (**anisotroper**) Zellstrukturen von ungeordneten, einfach brechenden (**isotropen**) Strukturen
Kryodurchlichtmikroskopie	als Vorbereitung physikalisches Fixierverfahren: Gewebe wird **kryofixiert** (tiefgefroren in flüssigem Stickstoff), anschließend mit einem **Gefriermikrotom** geschnitten, auf einen Objektträger aufgebracht, gefärbt und eingedeckt. Das Gewebe ist zwar schlechter erhalten als in einem Paraffinschnitt, dafür ist die Präparatbehandlung zeitsparender und Antigeneigenschaften sowie Enzymaktivitäten werden besser erhalten. Einsatz in Immun- und Enzymhistochemie sowie bei der intraoperativen Schnellschnittdiagnostik

1 Allgemeine Histologie

Gefrierbruchmethode (Gefrierätztechnik). Vor der REM-Untersuchung werden die Zellmembranen schnell angefroren, entlang der hydrophoben Mittelschicht aufgebrochen und durch Sublimation des Eises angeätzt. Anschließend wird die Oberfläche mit Metall bedampft. Diese Methode dient der Strukturanalyse von Membranen.

Immunelektronenmikroskopie. Markierung von bestimmten zellulären Strukturen als Antigene durch mit Gold markierte Antikörper.

> ### ■ CHECK-UP
> ☐ Wie dick sind histologische Schnitte für Lichtmikroskopie und EM?
> ☐ Wie färben sich kollagene Fasern in der Azanfärbung an – wie sieht der Zellkern in der H.E.-Färbung aus?
> ☐ Was färbt die PAS-Färbung an?

Epithelgewebe

Verband von gleichartig differenzierten Zellen, zwischen denen sich schmale Interzellularspalten mit wenig Interzellularsubstanz befinden. Es bedeckt die äußeren und inneren Körperoberflächen und stellt in Organen meist das spezifische, für die Funktion entscheidende Gewebe (**Parenchym**). Es enthält keine Blutgefäße – mit Ausnahme der **Stria vascularis** des Innenohrs. Das Epithelgewebe wird nach seiner Funktion differenziert in:
- Oberflächenepithel
- Drüsenepithel

Epithelien sind an einer Basalmembran verankert.

■ Basalmembran

Gliederung
Die lichtmikroskopisch sichtbare Basalmembran verbindet Epithel-, Endothel-, Fett-, Nerven-, Glia- und Muskelzellen mit der extrazellulären Matrix. Unter dem EM gliedert sie sich in:
- **Lamina basalis** (Basallamina). Sie besteht aus:
  – **Lamina rara** (**Lamina lucida**): auf der zellzugewandten Seite; erscheint elektronenoptisch leer
  – **Lamina densa**: auf der zellabgewandten Seite; bis zu 120 nm breit und elektronendicht
- **Lamina fibroreticularis**: ca. 500 nm breite Zone, die die Lamina densa mit dem angrenzenden Bindegewebe verbindet. In Geweben, in denen Epithel und Endothel direkt aneinandergrenzen, z. B. bei Blut-Harn-, Blut-Hirn- und Blut-Luft-Schranke, ist sie nicht vorhanden.

Fehlt die Lamina fibroreticularis, verschmelzen die Laminae densae der jeweils aneinander grenzenden basalen Zellschichten zu einer Schicht. Die zu den basalen Zellen gerichteten Laminae rarae werden als **Lamina rara interna** bzw. **externa** bezeichnet.

Ultrastruktureller Aufbau
Die Lamina rara wird von Transmembranproteinen (Syndecan, Integrine, BP 180) durchzogen. Diese stellen den Kontakt zu der aus **Lamininen** (Adhäsionsproteine) und **Kollagen IV** bestehenden Lamina densa her. Das **Syndecan** sowie die Integrine können Teil der Fokalkontakte sein. Diese Kontakte bestehen zwischen Zellen und der Basallamina und sind intrazellulär an das Aktinzytoskelett gebunden. **BP 180** sowie einige **Integrine** sind Teil der Hemidesmosomen, worunter man Kontakte zwischen Zellen und der Basallamina versteht, die intrazellulär an Intermediärfilamente gebunden sind. Indirekt über Mikrofibrillen, die an das Proteoglykan **Perlecan** gebunden sind, sowie außerdem über Ankerfibrillen aus **Kollagen VII** besteht Kontakt zum **Kollagen III** der Lamina fibroreticularis.

■ Oberflächenepithel

Nach der Anzahl der Zellschichten wird das Oberflächenepithel in ein- und mehrschichtiges Epithel unterteilt.

Einschichtiges Epithel

Charakteristisch ist die einzelne Lage von Zellen. Man unterscheidet in einschichtig einfaches und einschichtig mehrreihiges Epithel.

Einschichtig einfaches Epithel. Alle Zellen liegen auf der Basallamina und erreichen mit ihrem Apex die Oberfläche.
- **Einschichtiges Plattenepithel** (→ Abb. 1.1a): besteht aus flachen Zellen. Im histologischen Bild erkennt man oft nur den Kern. Vorkommen: Blut- und Lymphgefäße, Lungenalveolen und Mesothelien
- **Einschichtiges isoprismatisches** (kubisches) **Epithel** (→ Abb. 1.1b): besteht aus würfelartigen Zellen, d. h. Breite und Höhe der Zellen sind etwa gleich. Vorkommen: Drüsenausführungsgänge, Leberepithelzellen, Nierenkanälchen, kleine Sammelrohre der Niere, Plexus choroideus
- **Einschichtiges hochprismatisches Epithel** (Zylinderepithel, → Abb. 1.1c): besteht aus zylinderförmigen Zellen, d. h. die Zellen sind höher als breit. Vorkommen: Magen-Darm-Trakt, Gallenblase, Tuba uterina und Uterus.

> - **Endothel**: Epithel, das die Blut- und Lymphgefäße sowie die Herzbinnenräume auskleidet
> - **Mesothel**: einschichtiges Plattenepithel, das die Körperhöhlen auskleidet.

Einschichtig mehrreihiges Epithel. Dessen Zellen (→ Abb. 1.1d) liegen ebenfalls der Basallamina auf, erreichen allerdings nicht alle mit ihrem Apex die Oberfläche. Die Zellen haben unterschiedliche Größen, sind jedoch alle prismatisch. Die Zellkerne befinden sich in unterschiedlichen Höhen, wodurch unter dem Lichtmikroskop das Bild mehrerer Zellkernreihen entsteht. Die Zellen, die mit ihrem Apex die Oberfläche nicht erreichen, werden als **Basalzellen** bezeichnet und dienen der Regeneration. Vorkommen: Ductus epididymidis, Ductus deferens, Luftwege.

Oberflächendifferenzierungen. Einschichtige Epithelzellen tragen an ihrer Oberfläche entsprechend ihrer Funktion verschiedene Oberflächendifferenzierungen:
- **Flimmerepithel** (→ Abb. 1.1d): Epithelzellen, die an ihrer Oberfläche einen Rasen aus Kinozilien tragen. Kinozilien sind aus Mikrotubuli aufgebaute und durch Dynein eigenbeweglicher Zellfortsätze. Vorkommen: Respirationstrakt
- **Bürstensaum**: Oberfläche besteht aus einem Rasen dicht stehender, nicht eigenbeweglicher Mikrovilli. Vorkommen: Dünndarm, Niere
- **Stereozilien**: besonders lange unbewegliche Fortsätze auf der Oberfläche, die man aufgrund ihres Aktinbinnenskeletts auch als lange Mikrovilli bezeichnet. Vorkommen: Ductus epididymidis, Ductus deferens.

Mehrschichtiges Epithel

Mehrere Zellschichten, die übereinanderliegen. Nur die unterste Schicht hat Kontakt zur Basallamina. Das Epithel untergliedert sich von der Basallamina bis zur freien Oberfläche in:
- **Stratum (Str.) basale**
- **Stratum intermedium**
- **Stratum superficiale**.

Nach der Zellform der Superfizialschicht unterscheidet man in:
- **Mehrschichtig prismatisches Epithel**
- **Mehrschichtiges Plattenepithel**: besteht aus sich zur Oberfläche immer weiter abflachenden Zellen.

Beim Plattenepithel gibt es weitere Differenzierungen:
- **Mehrschichtig unverhorntes Plattenepithel**: Epithel ohne Hornschicht
- **Mehrschichtig verhorntes Plattenepithel**: von einer Hornschicht bedeckt
- **Feuchtes Plattenepithel**: durch Drüsensekrete dauerhaft befeuchtet
- **Trockenes Epithel**: das der relativ trockenen Luft ausgesetzte Plattenepithel der Haut.

Alle Epithelien erneuern sich aus mitotisch aktiven Zellen der untersten Zelllagen, die sich aus adulten Stammzellen ableiten. Jeweils eine der Tochterzellen macht eine terminale Differenzierung zur Epithelzelle mit speziellen Eigenschaften durch, um dann durch Apoptose unterzugehen und abgeschilfert zu werden.

Mehrschichtig hochprismatisches Epithel. Besteht aus zwei bis fünf Lagen würfelförmiger Zellen. Vorkommen: Drüsenausführungsgänge, Konjunktiva am Auge.

Mehrschichtig unverhorntes Plattenepithel.
- **Str. basale**: zylindrische Zellen, sehr große Kerne

1 Allgemeine Histologie

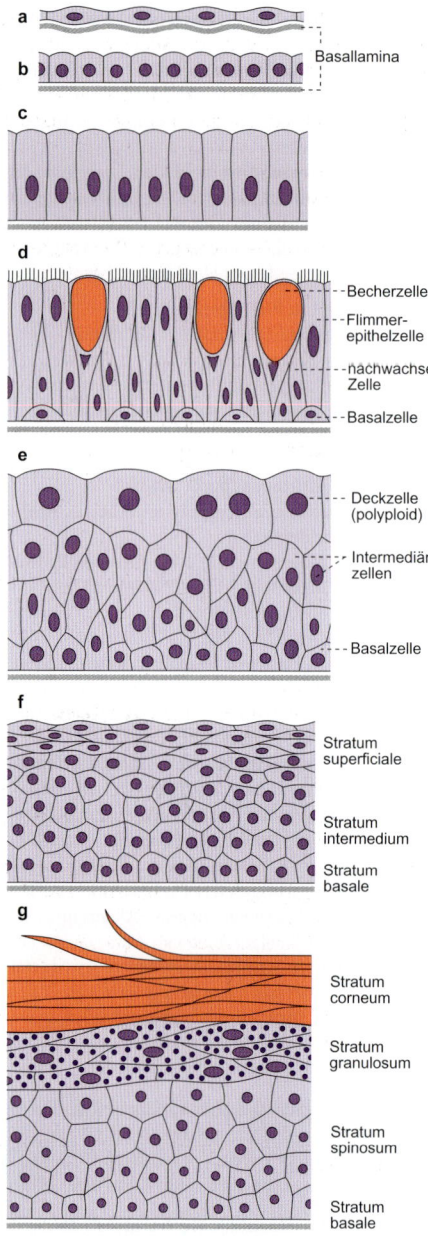

Abb. 1.1 Oberflächenepitheltypen:
a = einschichtiges Plattenepithel,
b = einschichtiges isoprismatisches (kubisches) Epithel,
c = einschichtiges (hoch-) prismatisches Epithel,
d = mehrreihiges (respiratorisches) Epithel,
e = Übergangsepithel (Urothel),
f = mehrschichtig unverhorntes Plattenepithel,
g = mehrschichtig verhorntes (verhornendes) Plattenepithel
[L107]

- **Str. intermedium**: Zellen nehmen polygonale Form an und sind miteinander durch intrazellulär an Intermediärfilamente gebundene Zell-Zell-Kontakte, sog. **Desmosomen**, verbunden. Der Zellkern wird dichter und oval.
- **Str. superficiale**: abgeflachte Zellen, der Zellkern kaum noch erkennbar.

Die Zellen enthalten viel Glykogen, weswegen ihr Zytoplasma in lichtmikroskopischen Standardfärbungen blass erscheint (➔ Abb. 1.1f). Vorkommen: Analkanal, Mundhöhle, Ösophagus, Vagina.

Mehrschichtig verhorntes Plattenepithel. Typisches Epithel der Haut (Epidermis) mit besonderer Schichtung (➔ Abb. 1.1g):
- **Str. basale**: zylindrische Zellen, die über Hemidesmosomen an der Basallamina verankert sind
- **Str. spinosum**: polygonale Zellen, durch Desmosomen miteinander verbunden
- **Str. granulosum**: flache, kernhaltige und mit Keratohyalingranula gefüllten Zellen. Die Granula sind für die ersten Schritte der Verhornung verantwortlich.
- **Str. corneum**: kern- und organellenlose, avitale verhornte Zellen, die vor Austrocknung und mechanischem Stress schützen.

Urothel. Das Urothel (Übergangsepithel, ➔ Abb. 1.1e) findet sich in den ableitenden Harnwegen: Nierenbecken, Ureter, Harnblase, Anfang der Urethra. An seiner apikalen Seite finden sich die **Deckzellen**, die mehrere Zellkerne enthalten und polyploid sein können. Obwohl meist dem mehrschichtigen Epithel zugeordnet, ist bis heute nicht abschließend geklärt, ob es sich nicht um ein mehrreihiges Epithel handelt, da oft behauptet wird, dass alle Zellen des Urothels noch mit einem dünnen Ausläufer die Basallamina erreichen. Das Urothel passt sich durch seine Dehnbarkeit den unterschiedlichen Füllständen in den Harnorganen an.

Funktion von Epithelien
- **Protektion**, **Separation** und **Barrierebildung**: z. B. durch Bildung von antibakteriellen Wirkstoffen, dicken Hornschichten und Lipiden im Interzellularraum sowie durch die Ausformung von zahlreichen **Haftkomplexen** und **Tight junctions** (Zonulae occludentes) im apikalen Bereich
- **Reinigung** und **Sinnesaufnahme**: Kinozilientragendes Epithel befreit zusammen mit Sekretabsonderungen z. B. einen großen Teil der Luftwege von Schmutzpartikeln. Epithelgewebe, in dem Sinneszellen dominieren, wird als **Sinnesepithel** bezeichnet.
- **Transport** (Resorption, Sekretion) von Elektrolyten und kleinen hydrophilen Molekülen: Die Oberfläche von Transportepithelien enthält apikal zahlreiche Transporter (z. B. Na^+-Kotransporter), Kanäle (z. B. Aquaporine) und Pumpen (z. B. H^+/K^+-ATPase im Magen). Die Energie liefern Mitochondrien und Pumpen (Na^+/K^+-ATPase) am basalen Zellpol. Transportierendes Oberflächenepithel ist häufig nicht nur in der Lage, Stoffe **transzellulär** zu befördern, sondern je nach Dichte der interzellulären Abdichtung auch **parazellulär**.

Der Haftkomplex (**Schlussleisten-** oder **junktionaler Komplex**) besteht von apikal nach basal aus:
- Zonula occludens (Tight junction): den Interzellularraum dicht verschließender Zell-zu-Zell-Kontakt
- Zonula adhaerens: intrazellulär an das Aktinzytoskelett gebundener Zell-zu-Zell-Kontakt
- Macula adhaerens (Desmosom).

Karzinome sind bösartige Tumoren, die vom Epithelgewebe ausgehen.

■ CHECK-UP

- ☐ Wo im Körper findet sich mehrschichtig hochprismatisches Epithel?
- ☐ Was ist das Besondere am Urothel?
- ☐ Umreißen Sie die Funktionen, die ein Epithel haben kann!

1 Allgemeine Histologie

 Exokrine und endokrine Drüsen

Exokrine Drüsen

Exokrine Drüsen geben ihr Sekret an die innere und äußere Körperoberfläche ab.

Einzellige exokrine Drüsen

Sie liegen endoepithelial (intraepithelial), d. h. innerhalb des Oberflächenepithels.
Ein gutes Beispiel sind **Becherzellen**, die sich u. a. einzeln im Epithel des Respirationstrakts oder in Gruppen im Epithel der Nasenschleimhaut finden. Becherzellen haben die Form eines Kelchs, sind reich an rauem endoplasmatischem Retikulum (rER) und Golgi-Feldern. Ihr Zellkern liegt abgeplattet am basalen Pol der Zelle. Das übrige Zytoplasma der Zelle enthält Vakuolen, die mit **Muzinen** (Glykoproteine) gefüllt sind. Muzine haben eine hohe Wasserbindungskapazität und sind Hauptbestandteil des Schleims. Die Vakuolen geben den Schleim durch Exozytose an die Epitheloberfläche ab.

Mehrzellige exokrine Drüsen

Diese Drüsen liegen exoepithelial (extraepithelial), d. h. unter dem Oberflächenepithel. Sie setzen sich zusammen aus Endstücken und Ausführungsgängen. Endstücke gibt es in verschiedenen Ausführungen:
- **Alveoläre Endstücke**: bläschenförmig, weites Lumen, kommen in Talgdrüsen vor
- **Azinöse Endstücke**: beerenförmige Gestalt, Lumen ist enger als bei den alveolären Endstücken. Sie kommen z. B. in der Parotis vor.
- **Tubulöse Endstücke**: schlauchförmig, finden sich in Kolonkrypten
- **Tubuloalveoläre Endstücke**: apokrinen Schweißdrüsen
- **Tubuloazinäre Endstücke**: in der Glandula submandibularis.

Das in den Endstücken gebildete Sekret gelangt in die Ausführungsgänge, die sich aus Schaltstück, Streifenstück – nicht immer vorhanden – und Ductus excretorius zusammensetzen.
In Schweiß-, Milch-, Speichel- und Tränendrüsen haben die Drüsenendstücke und Anfangssegmente der Ausführungsgänge häufig schmale und kontraktile **Myoepithelzellen** (**Korbzellen**), die subepithelial, aber noch innerhalb der Basallamina des Drüsenepithels liegen. Sie pressen das Drüsensekret aus den Endstücken. Untereinander sind sie durch Desmosomen und Gap junctions (Nexus) verbunden. Die Myoepithelzellen vereinigen epitheliale und muskuläre Eigenschaften. Sie werden durch hormonelle und neuronale Reize zur Kontraktion stimuliert.

Sekretionsmechanismen

Apokrine Sekretion. Das Sekret wird apikal zusammen mit zytoplasmatischen Bestandteilen und Zellmembrananteilen abgeschnürt und abgegeben. Dabei wird die apokrine Drüse kleiner und muss sich bis zur nächsten Sekretion regenerieren, z. B. Milch- und Teile der Schweißdrüsen.

Holokrine Sekretion. Findet sich nur bei den Talgdrüsen. Die Drüsenepithelzellen lösen sich bei der Sekretbildung vollständig auf. Neue Zellen rücken sofort von basal nach.

Merokrine (ekkrine) Sekretion. Häufigster Mechanismus. Die Drüsen geben ihr Sekret durch Exozytose kleiner Vesikel ab. Bei Sekretabgabe ändert sich die Form der Drüsenzelle kaum, z. B. Speicheldrüsen und Teile der Schweißdrüsen.

> **Parakrine Drüsen**, z. B. Leydig-Zellen im Hoden, geben ihr Sekret in den Interzellularraum ab, von wo es zu den umliegenden Zellen diffundiert. Der Blutkreislauf wird so umgangen. Wirkt das Sekret vornehmlich auf die sezernierende Zelle selbst zurück, handelt es sich um eine **autokrine Sekretion**.

Sekretbeschaffenheit

- **Seröse Drüsen**: Sie produzieren ein dünnflüssiges protein- wie enzymreiches Sekret und haben azinöse Endstücke. Sie erscheinen im histologischen Bild aufgrund ihres Reichtums an rER basophil. Der runde Zellkern liegt basal, apikal finden sich Sekretgranula.
- **Muköse Drüsen**: Sie produzieren ein zähflüssiges muzinhaltiges Sekret und haben tubulöse Endstücke. Der Zellkern liegt abgeplattet am basalen Pol der Zelle. Histologisch betrachtet erscheint das Zytoplasma blass und schaumig.
- **Seromuköse Drüsen** (→ Abb. 1.2): gemischte Drüsen mit tubuloazinösen Endstücken.

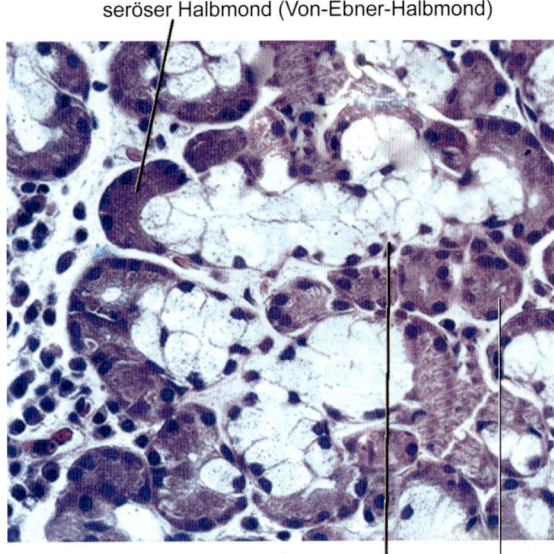

seröser Halbmond (Von-Ebner-Halbmond)

muköse Drüsenendstückzellen

seröse Drüsenendstückzellen

Abb. 1.2 Seromuköse Drüse (Gl. submandibularis) (H.E., hohe Vergrößerung) [E350]

Sie sondern ein serös-mukös gemischtes Sekret ab.

Von-Ebner-Halbmonde (Gianuzzi-Halbmonde). Seröse Zellen sitzen mukösen Endstücken kappenartig auf, z. B. Gl. submandibularis.

■ **Endokrine Drüsen**

Endokrine Drüsen geben ihr Sekret (**Inkret** = Hormone) in die Blut- und Lymphbahn ab, von wo es zu den Zielzellen gelangt. Sie haben im Gegensatz zu exokrinen Drüsenzellen kein Ausführungsgangsystem. Dafür verfügen sie über eine ausgedehnte Blutgefäßversorgung, um so die produzierten Hormone schnell im ganzen Organismus zu verteilen. Die einzelnen Kapillaren der Gefäßversorgung sind fenestriert, was den Übertritt der Hormone in die Blutbahn begünstigt. Teilweise bilden endokrine Zellen eigenständige Organe, z. B. die Schilddrüse. Meist sind sie jedoch Teil von Organen, die weitere Funktionen für den Organismus übernehmen. Sie finden sich dann entweder gesammelt in Form abgrenzbarer Zellnester, z. B. im Pankreas, oder diffus verteilt als Einzelzellen im übrigen Organparenchym.

Die von endokrinen Drüsenzellen produzierten Hormone lassen sich fünf Klassen zuordnen:
1. **Aminosäurederivate**: z. B. Katecholamine und Schilddrüsenhormone
2. **Peptide**: z. B. Oxytocin und Vasopressin
3. **Proteine**: z. B. Insulin und Glukagon
4. **Glykoproteine**: z. B. Gonadotropine
5. **Steroidabkömmlinge**: z. B. Androgene.

Abgegrenzte endokrine Organe produzieren häufig mehr als nur ein Hormon, z. B. die Nebenniere.

Hormontypen und ihre Funktionsmechanismen

Lipophile (hydrophobe) Hormone. Dazu zählen Androgene, Kortisol, Östrogene und Progesteron. Sie werden unmittelbar auf einen Reiz hin im glatten endoplasmatischen Retikulum (gER) und in den tubulären Mitochondrien der endokrinen Drüsenzelle produziert und durchdringen dann ungehindert deren Plasmamembran.
Die Drüsenzelle hat die Ausgangssubstanz für die Hormonsynthese gespeichert, bei Cholesterin z. B. in Form eines Esters in Lipidtropfen. Lipophile Hormone binden an spezifische Rezeptoren **innerhalb** ihrer Zielzellen, d. h. an Rezeptoren im Zyto- und Karyoplasma, und

1 Allgemeine Histologie

regulieren in den Zellen die Transkription zur Produktion spezieller Proteine.

Hydrophile (lipophobe) Hormone. Dazu gehören Katecholamine, Peptide, Proteine und Glykoproteine. Sie werden zunächst in Form eines **Präprohormons** im rER synthetisiert, das durch Abspaltung der Signalsequenz, Modifizierung und Verpackung im Golgi-Apparat zum **Prohormon** wird. Durch Proteinkonvertasen und einen sauren pH-Wert in den Sekretgranula (Speichergranula) entstehen anschließend die wirksamen Hormone. Diese werden auf einen Reiz hin durch Exozytose ausgeschüttet. Hydrophile Hormone binden an spezifische Rezeptoren **auf** ihren Zielzellen.

Schilddrüsenhormone. Obwohl sie lipophil sind, werden sie in großen Mengen in Form eines Kolloids im Schilddrüsenfollikel gespeichert. Schilddrüsenhormone wirken auf ihre Zielzellen wie lipophile Hormone.

> Endokrine Drüsenzellen, die **lipophile** Hormone produzieren, zeigen unter dem EM viele Fetttropfen, viel gER und Mitochondrien vom tubulären Typ.
> Drüsenzellen mit **hydrophiler** Hormonproduktion sind hingegen reich an rER, Golgi-Zisternen des Golgi-Apparats, Mitochondrien vom Cristatyp und charakteristischen Sekretgranula. Die Morphologie der Granula lässt Rückschlüsse auf die enthaltenen Hormone zu, was besonders gut unter dem EM zu erkennen ist.

■ CHECK-UP
- ☐ Welche Endstückformen exokriner Drüsen gibt es?
- ☐ Welche Unterschiede zeigen endokrine Drüsen im Vergleich zu exokrinen?
- ☐ Was versteht man unter parakriner Sekretion?

Binde- und Stützgewebe

Bindegewebe besteht v. a. aus Bindegewebszellen und dem dazwischenliegenden Extrazellularraum, dem **Interstitium**. Da der Extrazellularraum häufig dominiert, wird das Bindegewebe auch selbst als Interstitium oder interstitielles Gewebe bezeichnet. Bindegewebe dient als Füll-, Gleit- und Hüllgewebe. In umschriebenen Organen bildet es das **Stroma**, das eine stützende Funktion hat und in dem die Blut- und Lymphgefäße sowie Nerven des Organs verlaufen.
Zum Stützgewebe im eigentlichen Sinne gehören **Knorpel-** und **Knochengewebe**.

■ Bindegewebe

Im Bindegewebe findet man sowohl ortsständige, fixe als auch freie, bewegliche Zellen. Im Binde- und Stützgewebe stellt die **extrazelluläre Matrix** (EZM) den größten Gewichtsanteil. Sie setzt sich aus der amorphen Grundsubstanz und Bindegewebsfasern zusammen. Die EZM wird von Bindegewebszellen gebildet und erhalten.

Epithel-, Muskel- und Nervengewebe enthalten ebenfalls eine EZM. In diesen Geweben werden die Bestandteile der EZM von den jeweiligen gewebsspezifischen Zellen gebildet. Hier ist meist weniger EZM vorhanden als im Bindegewebe.

Ortsständige Zellen
Die nicht eigenbeweglichen Zellen des Bindegewebes: **Fibroblasten**, **Fibrozyten** und Fettzellen. Fibroblasten und Fibrozyten (➔ Abb. 1.3) sind zwei Funktionszustände einer Zellart:
- Fibroblasten bauen die EZM auf und steuern zusätzlich den Ab- und Umbau der EZM.
- Fibrozyten sind die ruhenden Zellen im Bindegewebe. Sie entstehen aus Fibroblasten und können sich erneut zu diesen entwickeln, wenn z. B. nach tiefen Verletzungen vermehrt Bindegewebs-EZM aufgebaut werden muss. In manchen Organen haben sie besondere Aufgaben, z. B. die Erythropoetinsekretion in der Nierenrinde.

Der **Myofibroblast** steht als Sonderform zwischen glatter Muskelzelle und Fibroblast. Diese Zellen enthaltenen Aktin- und Myosinfilamente, wodurch sie kontraktil sind. Sie beteiligen sich wie die Fibroblasten am Aufbau der EZM. Bei offenen Hautverletzungen können sich die Myofibroblasten kontrahieren und so kleinere geschädigte Stellen verkleinern und abdichten.
Fibro- und Myofibroblasten sowie Fibrozyten können mit der EMZ auf zwei Arten verbunden sein:
- **Direkt**: Die Integrine der Fokalkontakte oder der Hemidesmosomen verbinden sich mit den Kollagenfasern der EZM.
- **Indirekt**: Die Integrine oder das Syndecan der Zellen binden an **Fibronektine** (Plasmaproteine), die wiederum mit der EZM verknüpft sind.

Freie Bindegewebszellen

Zu den freien, eigenbeweglichen Zellen gehören:
- **Eosinophile Granulozyten, Lymphozyten** und **Makrophagen**
- **Mastzellen**: runde bis ovale Zellen, die sich zahlreich im Bindegewebe von Haut und Schleimhäuten finden. Hier liegen sie meist in der Nähe von Venolen und kleinen Nerven.
Die Mastzellen stammen von einer myeloischen Progenitorzelle aus dem Knochenmark ab. Auffallend ist ihr runder Zellkern, der reich an Euchromatin ist und von dicht gepackten, stark basophilen Granula umgeben wird. Diese enthalten v. a. **Chondroitinsulfat** (Glykosaminoglykan), **Heparin** und **Histamin**, Stoffe, die besonders bei allergi-

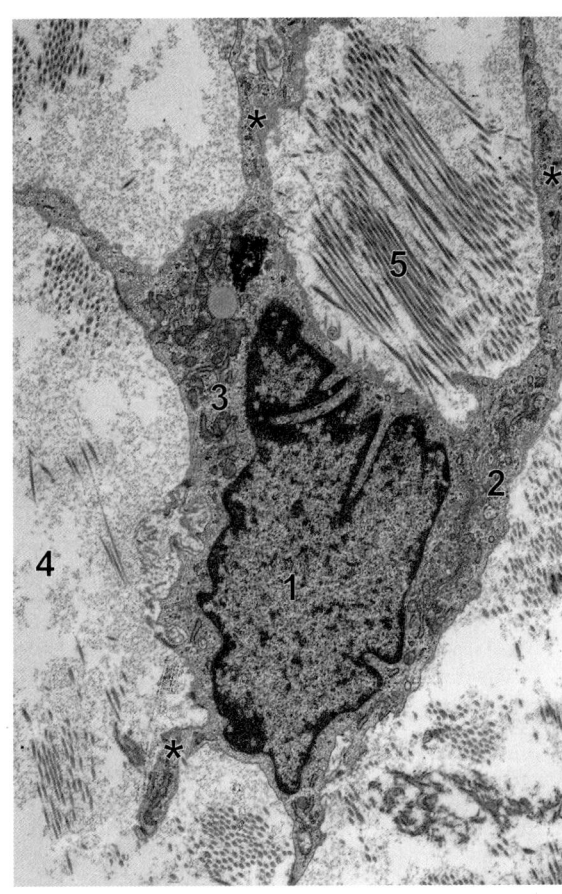

Abb. 1.3 Fibrozyt mit langen Fortsätzen (*): Zellkern (1), Golgi-Apparat (2), ER (3), amorphe Grundsubstanz (4), Kollagenfibrillen (5) im Längs- und Queranschnitt (EM, 6.000-fach) [M375]

1 Allgemeine Histologie

schen Sofortreaktionen freigesetzt werden. Darüber hinaus sezernieren die Zellen nach adäquater Stimulation **Arachidonsäurederivate** und **Zytokine**.

- **Plasmazellen**: ovale Zellen, bei denen es sich um ausdifferenzierte B-Lymphozyten handelt. Durch ihre **Immunglobulinbildung** (Antikörperbildung) nehmen sie eine wesentliche Rolle in der humoralen Abwehr von Krankheitserregern ein. Charakteristisch sind ihr exzentrisch gelegener speichenradähnlicher Kern – zentral liegender Nucleolus mit Speichen aus Heterochromatin –, das stark basophile Zytoplasma bedingt durch den Reichtum an rER und ein ausgeprägter perinukleärer Golgi-Apparat. Diese Charakteristika sind Ausdruck einer starken exozytotischen Tätigkeit.

Grundsubstanz der extrazellulären Matrix

Durch die amorphe Grundsubstanz (→ Abb. 1.3) wandern Zellen und werden Stoffwechselprodukte transportiert. Sie erscheint lichtmikroskopisch und unter dem EM optisch leer und unstrukturiert. Sie besteht größtenteils aus **Glykoproteinen** und **Proteoglykanen**:

- Wichtige Glykoproteine sind Fibronektine und Laminine.
- Die Proteoglykane enthalten Core-Proteine (Kernproteine), an denen viele **Glykosaminoglykane** (Mukopolysaccharide) binden. Die Glykosaminoglykane können in zwei verschiedenen Zuständen vorliegen:
  - **Sulfatiert** und stark negativ geladen: Ihre Namen leiten sich von den Geweben ab, in denen sie vorkommen: z. B. Heparansulfat in der Leber oder Keratansulfat in der Kornea. Wichtige Proteoglykane sind das **Aggrecan** des Knorpels, das **Perlecan**, das Bestandteil der Basallamina ist, und das **Syndecan**, ein Transmembranprotein der Zellmembran, das über Fibronektin eine Verbindung der Zellen mit der EZM herstellen kann.
  - **Nichtsulfatiert**, z. B. **Hyaluronsäure** (Hyaluronan), die große Mengen Wasser bindet: als Druckpuffer, z. B. bei den Bandscheiben, und als Schmiermittel in der Gelenkflüssigkeit.

Durch den hohen Gehalt an nichtsulfatierten Glykosaminoglykanen hat die EZM eine große Wasserbindungskapazität, was ihr die Konsistenz eines viskösen Gels verleiht. Hyaluronan verknüpft zusätzlich einzelne Proteoglykane zu größeren Aggregaten.

Ständige Regeneration der extrazellulären Matrix

Die Entsorgung von EZM-Bestandteilen geschieht auf zweierlei Weise:

- **Intrazellulär**: Die abzubauenden Teile werden von Fibroblasten und Makrophagen endozytiert und lysosomal verdaut.
- **Extrazellulär**: Die Bestandteile werden von **MMP** (Matrix-Metalloproteinasen) direkt im Extrazellulärraum der EMZ zerlegt. Die MMP-Aktivität wird durch **TIMP** (Tissue inhibitors of metalloproteinases) gebremst, um einen überschießenden Abbau der EZM zu verhindern.

Auf- und Abbau der EZM halten sich gewöhnlich die Waage. Zur Ausnahme zählen z. B. der vermehrte Aufbau von EMZ bei der Wundheilung.

Bindegewebsfasern

Bei diesen wird unterschieden zwischen kollagenen Fasern – einschließlich retikulären Fasern – und elastischen Fasern.

Kollagene Fasern. Sie werden zunächst als **Prokollagen** im rER und Golgi-Apparat der fixen Bindegewebszellen gebildet und per Exozytose in den Extrazellularraum abgegeben. Dort werden die Propeptide abgespalten. Dadurch entsteht **Tropokollagen**, das sich mit Unterstützung des Enzyms Lysyloxidase in einer Art Self-assembly (Selbstmontage) zu fertigen Kollagenfibrillen (→ Abb. 1.3) polymerisiert.

Die Fibrillen sind entweder als Geflecht oder parallel angeordnet, wobei sich die Formation häufig an der räumlichen Ausrichtung der sie synthetisierenden Bindegewebszellen orientiert.

Man unterscheidet aktuell über 20 verschiedene Kollagenfasertypen. Häufig verlaufen sie leicht wellig, weswegen sich das Bindegewebe, das sie enthält, bis maximal 5 % dehnen kann. Sie verleihen dem Gewebe Zugfestigkeit und Flexibilität und sind nicht verzweigt.

Die Kollagenfasern haben einen Durchmesser von bis zu 20 µm. Sie färben sich nach Azan blau, nach Elastika blassrosa, nach H.E. rot und nach Goldner grün. Einzelne Fibrillen haben einen Durchmesser von bis zu 200 nm und zeigen eine Querstreifung mit einer Periode von 67 nm.

Kollagene Fasern setzen sich aus Bündeln kollagener Fibrillen zusammen. Unter dem Lichtmikroskop zeigen sich nur die Kollagenfasern. Die einzelnen Fibrillen sind nur unter dem EM erkennbar.

Sonderfall: Kollagen-Typ-III-Fasern. Auch **Gitterfasern** oder **retikuläre Fasern** genannt. Sie bilden feinste dreidimensionale Netze und sind u. a. Teil der Basalmembran. Die Typ-III-Fasern sind maximal 1 μm dick. Aufgrund ihres hohen Glykoproteingehalts lassen sie sich für die histologische Betrachtung zusätzlich versilbern (**argyrophile Fasern**). Ihre Fibrillen haben einen maximalen Durchmesser von 30 nm und sind ebenfalls mit einer Periode von 67 nm quer gestreift.

Elastische Fasern. Diese Fasern setzen sich neben einer amorphen, nicht-fibrillären Komponente (**Elastin**) aus Mikrofibrillen aus **Fibrillin** mit einem Durchmesser von 10 nm und assoziierten Proteinen, z. B. Fibulin, zusammen. Elastische Fasern sind verzweigt, auf bis zu 250 % dehnbar und flexibel. Allerdings sind sie kaum zugfest. Sie sind maximal 2 μm dick und färben sich in Azan hellblau, in Elastika braunviolett, in Goldner blassgrün und in H.E. blassrot.

> Fibrillin kommt auch für sich allein vor, ohne Teil elastischer Fasern zu sein, z. B. mit Kollagenfibrillen assoziiert oder im Auge in den Aufhängebändern der Linse.

> Fehlbildungen in den Kollagenen vom Typ I, III und V führen zu verschiedenen Formen des **Ehlers-Danlos-Syndroms** mit Symptomen wie Überstreckbarkeit der Gelenke oder Überdehnbarkeit und leichtem Einreißen von Gefäßen und Haut.
> Fibrillin-1-Defekte verursachen das **Marfan-Syndrom** mit Aneurysmen der Aorta, Arachnodaktylie (Spinnenfingrigkeit), Sehstörungen durch Luxation der Linse und überstreckbaren Gelenken.

Gallertiges Bindegewebe

Gallertiges Bindegewebe besteht aus vereinzelten verzweigten Fibrozyten, die noch große Ähnlichkeit mit Mesenchymzellen haben. Die EMZ des Bindegewebes ist reich an Hyaluronan und Wasser, jedoch arm an Kollagenfasern. Sie wird wegen ihrer gallertigen Konsistenz auch als **Wharton-Sulze** bezeichnet. Sie gibt dem Gewebe Flexibilität und verhindert aufgrund ihres Turgors (Flüssigkeitsdrucks) eine zu starke Komprimierbarkeit. Vorkommen: Nabelschnur, Zahnpulpa.

Faseriges Bindegewebe

Lockeres kollagenes Bindegewebe. Einzelne kollagene und elastische Fasern sind in reichlich amorpher Grundsubstanz locker verteilt. Meist wird das Gewebe von zahlreichen freien Bindegewebszellen, Blut- und Lymphgefäßen sowie Nerven durchzogen. Das lockere Bindegewebe ist der Prototyp des **Organstromas**.

Straffes kollagenes Bindegewebe. Es hat deutlich mehr kollagene Fasern und weniger amorphe Grundsubstanz. Das Gewebe kann auf zwei Arten aufgebaut sein:
- **geflechtartig**, z. B. bei Organkapseln verschiedener Organe
- **parallelfaserig**, z. B. bei Bändern und Sehnen.

Spinozelluläres Bindegewebe. Große Mengen an dicht gelagerten Fibroblasten sind **fischzug-** oder **fischgrätähnlich** angeordnet. Fasern – insbesondere Kollagen vom Typ III – füllen die wenigen Interzellularräume aus. Vorkommen: Rinde des Ovars.

Retikuläres Bindegewebe. Besteht aus sternförmigen Fibroblasten, die auch als **Retikulumzellen** (fibroblastische Retikulumzellen) bezeichnet werden. Sie bilden ein dreidimensionales Netz. Umhüllt von den Fortsätzen der Retikulumzellen liegen große Mengen an retikulären Fasern sowie antigenpräsentierende Zellen, Lymphozyten und Makrophagen in den Maschen des Netzes. Vorkommen: Knochenmark und sekundäre lymphatische Organe.

Elastisches Bindegewebe. Neben wenigen Fibroblasten finden sich viele dicke und verzweigte Bündel elastischer Fasern. Um einer Überdehnung vorzubeugen, enthält das Gewebe wenige kollagene Fasern. Vorkommen: z. B. **Ligg. flava** der Wirbelsäule.

Fettgewebe

Fettgewebe besteht v. a. aus **Adipozyten** (Fettzellen). Diese entwickeln sich aus fibrozytenähn-

1 Allgemeine Histologie

lichen **Präadipozyten**, die wiederum aus mesenchymalen Stammzellen entstehen.

Weißes (univakuoläres) Fettgewebe. Hier dominieren kugelförmige Adipozyten mit einem Durchmesser von bis zu 100 µm. Jede Fettzelle wird von einer kompletten Basalmembran umschlossen. Jeder Adipozyt enthält eine einzige Vakuole, die mit **Triglyzerid**-Lipiden angefüllt ist. Im jungen Zellstadium und nach Hungerperioden können sich vereinzelt auch mehrere kleine Vakuolen finden. Umschlossen wird die Vakuole von einem **Phospholipid-Monolayer**, der zum Zytoplasma hin von dem Protein **Perilipin** und einem etwa 10 nm dicken **Vimentinnetz** eingehüllt wird. Das Zytoplasma und der sichelförmige Kern sind auf einen dünnen Saum entlang der Plasmamembran zurückgedrängt. Die randständige Lage des Zellkerns verleiht der weißen Fettzelle eine Siegelringform.
Mehrere Adipozyten werden im weißen Fettgewebe durch kollagenes Bindegewebe zu Läppchen septiert. In diesen Septen verlaufen Blutgefäße und sympathische Nerven zu den einzelnen Adipozyten. Das weiße Fettgewebe dient als:
- **Speicherfett**: z. B. beim Bauchfell
- **Baufett**: zur Auspolsterung mechanisch beanspruchter Körperregionen, z. B. der Orbita
- **Isolierung**: z. B. als subkutanes Fett
- **Hormonproduzent**: Östrogen und Leptin. Leptin zeigt dem Hypothalamus den Speicherzustand des Fettgewebes an (Fettgewebe ↑ → Leptin ↑).
- Produzent von Angiotensinogen, Lipoproteinlipase und diversen Zytokinen.

Braunes (plurivakuoläres) Fettgewebe. Die Adipozyten sind klein und enthalten viele kleine Fettvakuolen. Ihr Zellkern ist rund und liegt exzentrisch am Rand des Zellleibs. Es sind zahlreiche Mitochondrien vorhanden, die mit ihrem nur hier auftretenden Membranprotein **Thermogenin** der Wärmebildung dienen.
Die braune Farbe ergibt sich durch den hohen Gehalt an **Zytochromen** und die starke Gefäßversorgung des Gewebes. Die Zellen sind dicht noradrenerg innerviert. Man findet das Gewebe v. a. bei Neugeborenen, z. B. in den Achselhöhlen.

■ Knorpel

Entwicklung
Knorpelgewebe entwickelt sich aus mesenchymalen Stammzellen, die sich zu sternförmigen **Chondroblasten** differenzieren. Diese produzieren alle Komponenten der Knorpelmatrix. Durch die permanente Matrixbildung separieren sich die Chondroblasten voneinander. Wenn sie die Matrixsynthese einstellen und ihre Teilungsfähigkeit verlieren, differenzieren sie sich zu **Chondrozyten** (ruhenden Knorpelzellen). Das beim jungen Menschen aktive interstitielle Knorpelwachstum ist gekennzeichnet durch:
- Vermehrte Produktion von Matrix; dadurch werden die Knorpelzellen auseinandergedrängt
- Proliferation der Chondroblasten.

Allgemeiner Knorpelaufbau
Chondrozyten. Die Knorpelzellen haben eine ovale Form und enthalten viel Glykogen und einzelne Lipidtropfen. Der reife Knorpel wird zentral nicht durchblutet, sodass die Nährstoffversorgung ausschließlich per Diffusion erfolgt und der Stoffwechsel der Chondrozyten überwiegend anaerob abläuft.

Chondron und Interterritorium. Alle Chondrozyten, die sich aus einem bestimmten Chondroblasten mitotisch entwickelt haben, bilden als sog. **isogene Zellgruppe** einen Zellkomplex. Zwischen den Chondrozyten einer Gruppe befinden sich dünne Matrixsepten, die wegen ihres hohen Gehalts an sulfatierten Glykosaminoglykanen stark basophil sind. Deswegen lassen sie sich gut anfärben und sind im histologischen Schnitt als **Knorpelhof**, der die isogene Gruppe umgibt, sichtbar. Jeder Chondrozyt der Gruppe liegt in einer eigenen **Knorpelhöhle**, deren Wand als **Knorpelkapsel** bezeichnet wird. Diese Kapseln liegen gewöhnlich den vitalen Zellen an. Die isogene Zellgruppe, Knorpelhöhlen, -kapseln und -hof werden unter dem Begriff **Territorium (Chondron)** zusammengefasst. Die weniger basophile Matrix zwischen den Chondronen heißt **Interterritorium**.

Perichondrium. Im gesunden differenzierten Knorpelzentrum eines erwachsenen Menschen teilen sich Chondrozyten nicht mehr. Im peripheren Teil des Knorpelgewebes differenzieren sich die Mesenchymzellen zu Fibroblasten, die das **Stratum fibrosum** des Perichondriums (Bindegewebskapsel) bilden. Das Str. fibrosum verhindert, dass der Knorpel bricht, wenn er gebogen wird.
Undifferenzierte Zellen in der innersten Schicht des Perichondriums, dem **Stratum chondroge-**

nicum, können sich zu neuen Chondroblasten entwickeln und durch sog. appositionelles Wachstum auch noch beim erwachsenen Menschen in begrenztem Maß neuen Knorpel bilden. Reifer Knorpel ist zentral nicht innerviert. Lediglich das Perichondrium ist vaskularisiert und nerval versorgt.

Extrazelluläre Matrix. Die von den Chondrozyten produzierte Knorpelmatrix besteht hauptsächlich aus:
- **Kollagen Typ II**: der Hauptkomponente der Kollagenfibrillen
- **Kollagen Typ IX**: dient der Verbindung der Kollagenfibrillen
- **Kollagen Typ XI**: fibrilläres Kollagen
- **Hyaluronsäure** und Proteoglykanen vom **Aggrecantyp**: Sie bilden zusammen riesige Aggregate mit einem Durchmesser von 3–4 mm und binden große Mengen Wasser.

Sie geben dem Knorpel seine gallertige Konsistenz und stabilisieren die Form. Bei Kompression des Knorpels sorgen sie für seine Dekompression und somit seine Druckelastizität. Dies wiederum fördert den Wasser- und Nährstoffausgleich des Knorpels.
Die Kollagenfibrillen bändigen das Expansionsbestreben des Aggrecans. Im Polarisationsmikroskop kann man ihren Kurs erkennen: Im Interterritorium verlaufen sie senkrecht zur Oberfläche und strahlen in das Perichondrium ein, während sie im Territorium die Chondrozyten umhüllen.

Hyaliner Knorpel
Dieser beim Erwachsenen verbreitetste Knorpeltyp kommt dem oben beschriebenen prototypischen Knorpel am nächsten (➔ Abb. 1.4). Im gewöhnlichen H.E.-gefärbten Präparat eines gesunden hyalinen Knorpels sind seine kollagenen Fibrillen nicht zu erkennen. Die Fibrillen sind hier **maskiert**.
Hyaliner Knorpel findet sich z. B. in den Atemwegen, im Nasenseptum und im Rippenknorpel.

Gelenkknorpel
Eine Sonderform des hyalinen Knorpels ist der Gelenkknorpel. Dieser ist zwar aus hyalinem Knorpel aufgebaut, aber ohne ein ihn umgebendes Perichondrium, von dem eine Regeneration ausgehen könnte. Seine Kollagenfibrillen verlaufen arkadenförmig (**Arkadenfasern**): Die Pfeiler sind im subchondralen Knochen verankert; die Bögen an der Oberfläche sind kielbogenförmig, sodass die Außenseite des Knorpels mit kleinen Spitzen übersät ist. Zwischen den Fibrillen liegen parallel ausgerichtet die Knorpelzellen.
Nach dieser Struktur lässt sich der Gelenkknorpel in vier Zonen aufteilen:
1. **Tangentialzone**: Scheitel der Arkadenfasern
2. **Übergangszone**
3. **Radiärzone**: Pfeiler der Arkadenfasern
4. **Kalkzone**: verkalkter Knorpelbezirk nahe des Knochens.

Der Knorpel bedeckt die Gelenkflächen artikulierender Knochen; er wirkt als Stoßdämpfer, bewahrt die Gleitfähigkeit und verteilt die an den Gelenken auftretenden Kräfte gleichmäßig. Das ganze System ist druckelastisch.

> Wird durch äußeren Einfluss die Radiärzone von der Kalkzone aus durchbrochen, kommt es zum Verlust von Chondrozyten, sodass weniger Grundsubstanz gebildet wird. Durch die geringere Anzahl an Proteoglykanen wird weniger Wasser gebunden, wodurch die Kollagenfibrillen demaskiert werden. Die sichtbaren Fibrillen bezeichnet man dann als „**Asbestfasern**".

Gelenkkapsel
Der Raum zwischen den artikulierenden Gelenkknorpelflächen und der Gelenkkapsel, die Gelenkhöhle, ist mit **Synovia** (Gelenkflüssigkeit oder **Gelenkschmiere**) gefüllt. Die Bestandteile der Synovia versorgen den Gelenkknorpel mit Nährstoff und fungieren als Schmiermittel.
Die Gelenkkapsel besteht aus zwei Schichten:
- **Membrana fibrosa**: äußere Schicht aus straffem Bindegewebe, die dem Gelenk Stabilität verleiht
- **Membrana synovialis**: diskontinuierliche innere Schicht, die sich wiederum aus zwei Schichten zusammensetzt:
  – **Intima**: innerste basalmembranfreie nichtepitheliale Schicht, die aus **Synovialozyten** Typ A und B besteht. **Typ A** sind Makrophagen, die die Gelenkhöhle reinigen und Hyaluronsäure produzieren. Bei **Typ B** handelt es sich um Fibroblasten, die weitere Bestandteile der Synovia, z. B. Lubricin, bilden.
  – **Subintima**: äußere, der Membrana fibrosa zugewandte Schicht. Enthält Blutgefäße, Fettzellen und afferente freie Nervenenden.

1 Allgemeine Histologie

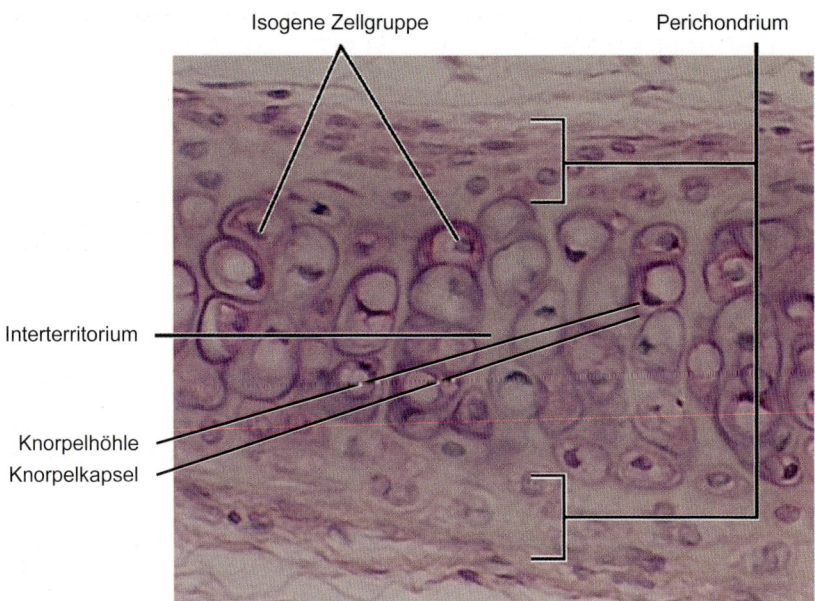

Abb. 1.4 Hyaliner Knorpel (Trachea; H.E., hohe Vergrößerung) [E371]

Elastischer Knorpel
Die Knorpelmatrix ist grundsätzlich wie die des hyalinen Knorpels aufgebaut, enthält jedoch elastische Fasern, die mit dem Perichondrium verbunden sind und elastische Verformungen erlauben. Vorkommen: z. B. Ohrmuschel, Tuba auditiva, Epiglottis des Kehlkopfs, kleine Bronchien.

Faserknorpel
Er hat wenig Chondrone, aber reichlich Kollagenfasern, welche bereits im H.E.-gefärbten Schnitt zu erkennen sind und häufig ein **Fischgrätmuster** bilden. Sie sorgen dafür, dass der Knorpel zugfest und druckelastisch ist. Vorkommen: z. B. in den Zwischenwirbelscheiben, Symphysis pubica, Disci und Menisci articulares, Kiefergelenkknorpel, Sehnenansätze am Knochen.

■ Knochen

Der reife Knochen
Das menschliche Skelett ist aus 223 Einzelknochen zusammengesetzt. Die ausgereiften Knochen sind von unterschiedlicher Form, haben aber alle einen ähnlichen Aufbau:

- **Kompakta** (**Kortikalis**, Knochenrinde): solide Oberflächenschicht des Knochens
- **Spongiosa** (**Substantiaspongiosa**, Knochenschwamm): je nach Art der Belastung schwamm- oder netzartig aufgebauter Teil des Knochens, der sich aus feinen Knochenbälkchen (**Trabekeln**) zusammensetzt. Die meisten Trabekel verlaufen parallel zu den Druck- und Biegekräften eines Knochens (Druck- bzw. Zugtrabekel). Die Spongiosa sorgt für die Leichtbauweise des Knochens.
- **Knochenmark** (**Medullaossium**): befindet sich in den Hohlräumen der Spongiosa und in der Knochenmarkshöhle
  - Rotes Knochenmark (**Medulla ossium rubra**): Ort der Blutbildung. Enthält Vorläuferzellen, die sich zu Erythrozyten, Leukozyten und Thrombozyten differenzieren. Beim Kind in den Markräumen aller Knochen vorhanden, beim Erwachsenen nur noch in den kurzen und platten Knochen sowie in den Epiphysen der Röhrenknochen zu finden
  - Gelbes Knochenmark (**Medulla ossium flava**): Fettspeicher. Fett wird in sehr großen Mengen in den Zellen des retikulären

Bindegewebes des Knochens eingelagert. Es füllt die Knochenmarkshöhlen der Diaphysen der adulten Röhrenknochen.
Alle Knochen sind von einer Knochenhaut umgeben, dem **Periost**. Es fehlt nur, wo der Gelenkknorpel anhaftet.
Kompakta und Spongiosa unterliegen einem dauerhaften **Remodeling**: die Kompakta zu 4 %, die Spongiosa zu 28 % pro Jahr. Das Remodeling dient der Reparatur und der funktionellen Anpassung an sich ändernde mechanische Beanspruchungen.
Die Hauptbestandteile der Knochengrundsubstanz sind:
- **Osteoblasten**
- **Osteozyten**
- **Osteoklasten**
- mineralisierte EZM.

Osteoblasten
Aus mesenchymalen Stammzellen differenzieren sich **Osteoprogenitorzellen**, die sich zu Osteoblasten weiterentwickeln. Sie liegen auf der EZM-Oberfläche und sind untereinander durch Gap junctions verbunden. Die Osteoblasten produzieren die EZM. Bei der Mineralisation des Knochens synthetisieren die Osteoblasten zunächst eine Schicht kollagener unmineralisierter Matrix (**Osteoid**). Dann startet den Mineralisationsprozess: zum einen durch das Enzym **alkalische Phosphatase**, das außen an der Plasmamembran der Osteoblasten sitzt, zum anderen durch die Sekretion von **Matrixvesikeln**, die proteinerge Kristallisationskerne enthalten. In den Vesikeln wachsen Kristalle heran, lassen die Vesikelmembran platzen und lagern sich flächig an die Kollagenfibrillen an.

Knochenauf- und abbaufördernde Reize. Der Osteoblast hat sowohl Rezeptoren für Stoffe, die den Aufbau von Knochen fördern, als auch für solche, die den Knochenabbau anregen.
- Aufbau von Knochen durch Calcitriol, Insulin-like growth factors (**IGF**), Schilddrüsen- und Sexualhormone
- Abbau von Knochen durch Parathormon. Hierbei löst der Osteoblast Osteoid auf und macht so den Weg frei für die Osteoklasten.
- Zudem ist der Osteoblast selbst in der Lage, Zytokine zu synthetisieren, die das Knochenwachstum fördernd oder den Abbau beschleunigen.

Nach der synthetischen Aktivität wechselt der Osteoblast in den Ruhezustand, geht durch Apoptose zugrunde oder wird zum eingemauerten Osteozyten.

Osteozyten
Osteozyten sind Osteoblasten, die nach der Mineralisation des Osteoids mit mineralisierter Knochensubstanz ummauert wurden. Die Osteozyten sind nur durch einen dünnen unverkalkten Spaltraum (**Lakune**) von der verkalkten EZM getrennt und werden per diffusionem ernährt. Die Zellen haben lange, in **Knochenkanälchen** liegende Zellausläufer, die über Gap junctions mit benachbarten Osteozyten und Osteoblasten der inneren und äußeren Knochenoberfläche in Kontakt stehen. Über die Gap junctions tauschen die Zellen untereinander Elektrolyte und andere Moleküle aus und melden den Osteoblasten und -klasten an der Oberfläche des Knochens, ob die Knochensubstanz reparaturbedürftig ist.

Osteoklasten
Bei Osteoklasten (**Knochenfresszellen**) handelt es sich um mehrkernige lysosomenreiche Zellen, die Knochen abzubauen. Sie entstehen durch Fusion mehrerer einkerniger Vorläuferzellen, welche sich aus hämatopoetischen Stammzellen des Knochenmarks entwickelt haben. Osteoklasten vereinen in sich Eigenschaften von zirkulierenden Monozyten und Gewebsmakrophagen. Aufgrund ihres hohen Energiebedarfs sind Osteoklasten reich an Mitochondrien, weswegen sie eosinophil erscheinen.

Knochenabbau. Die Osteoklasten legen sich der mineralisierten EZM an und fressen Resorptionslakunen (**Howship-Lakunen**) in den osteoidfreien Bereich. Dafür wird der Oberflächenbereich, mit dem der Osteoklast am abzubauenden Knochen anliegt, stark gefaltet. Diese Zellwandfläche wird als **Ruffled border** bezeichnet. An den Seiten wird die Bindungsfläche durch Integrine, die an die EZM binden, mit dem Knochen versiegelt. In diesem umgrenzten Raum lösen die Osteoklasten die EZM auf:
- Die organischen Teile der EZM mit sezernierten lysosomalen Enzyme, z. B. **Kathepsin K**
- Die anorganischen Teile der EZM mit Säurehydrolyse durch den Einsatz von membranärer **H$^+$-ATPase**.

Nach ca. 2-wöchigem Einsatz geht der Osteoklast durch Apoptose unter.

Steuerung. Auf direktem Weg werden die Zellen z. B. durch osteoblastäre Zytokine, wie

1 Allgemeine Histologie

den **M-CSF** (Macrophage colony-stimulating factor), und nicht osteoblastäre Zytokine, wie Interleukin-1 und -6, aktiviert, indirekt über Parathormon und Calcitriol (aktives Vitamin-D-Hormon).
Um zu einer mehrkernigen Riesenzelle zu fusionieren, phagozytotische Aktivität aufzunehmen und die Apoptose der Osteoklasten zu verhindern, ist außerdem die Interaktion membranständiger Proteine wie dem Receptor activator of nuclear factor-κB (**RANK**) auf dem Osteoklasten und dem entsprechenden Liganden (**RANKL**, Receptor activator of nuclear factor-κB ligand) auf dem Osteoblasten entscheidend.
Bei mangelnder mechanischer Beanspruchung werden sie auch indirekt über Osteozyten aktiviert, wobei der Mechanismus noch nicht genau geklärt ist.
Das Hormon Kalzitonin hemmt Osteoklasten direkt.

Extrazelluläre Matrix des Knochens

Die Grundsubstanz des Knochens besteht in Gewichtsprozent zu ca. 25 % aus Wasser, zu ca. 30 % aus organischen Bestandteilen und zu ca. 45 % aus anorganischen Mineralien. Die Kollagenfibrillen sind der Hauptbestandteil des organischen Materials und setzen sich v. a. aus Kollagen Typ I zusammen. Die Kollagenfasern verleihen dem Knochen seine hohe Zugfestigkeit.
Weitere organische Bestandteile sind Knochenproteine, z. B. **Osteokalzin**, **Osteonektin** und **Osteopontin** sowie Proteoglykane.
Die anorganischen Bestandteile, die **Hydroxylapatitkristalle**, bestehen aus Kalzium-, Fluor-, Phosphat- sowie Hydroxylionen und lagern sich parallel zu den Kollagenfibrillen an. Diesen Kristallen verdankt der Knochen seine Druckfestigkeit.

Periost und Endost

Die Außenwand des Knochens – mit Ausnahme des Gelenkknorpelbereichs – ist von reich innerviertem und vaskularisiertem **Periost** (äußere Knochenhaut) überzogen. Es besteht aus:
- **Str. fibrosum**: äußere Schicht, von der aus Kollagenfibrillen (**Sharpey-Fasern**) in das Innere des Knochens ziehen
- **Str. osteogenicum** (**Kambiumschicht**): innere Schicht, die aus mesenchymalen Stammzellen, Osteoprogenitorzellen, Osteoblasten und Osteoklasten besteht. Von hier geht z. B. nach Knochenbrüchen das appositionelle Knochenwachstum aus.

Die Innenwand des Knochens – zu den Oberflächen von Spongiosa und Havers-Kanälen hin – ist vom **Endost** (innere Knochenhaut) überzogen. Es setzt sich aus einer dünnen, zum Knochen hin liegenden Schicht nichtmineralisierter EZM und aus einer darauf liegenden Schicht von **Lining cells**, die den Zellen im Str. osteogenicum des Periosts entsprechen, zusammen. Sie dienen dem Umbau und der Reparatur des Knochens.

Geflechtknochen

Oberbegriff für **Bindegewebsknochen**. Bei Geflechtknochen (Faserknochen, primärer Knochen) handelt es sich um noch unreifes (embryonales) Knochengewebe. Die Kollagenfibrillen der Knochenmatrix sind flechtwerkartig angeordnet und weisen noch keine einheitliche Struktur auf. Die Osteozyten sind unregelmäßig verteilt.
Ab Ende des zweiten Lebensjahrs werden die Geflechtknochen in Lamellenknochen umgebaut. Dieser Umbau erfolgt auch beim Heilungsprozess von Knochenbrüchen.

Lamellenknochen

Bei Lamellenknochen (sekundärer Knochen) handelt es sich um reifen Knochen. Er setzt sich aus Lamellen mit dazwischenliegenden Osteozyten zusammen (→ Abb. 1.5). Seine Spongiosa besteht aus Trabekeln, die einen flächigen Lamellenbau aufweisen. Da die Trabekel frei von Gefäßen sind, ernähren sich die darin enthaltenen Osteozyten aus den Knochenmarksgefäßen.
Die einzelne Baueinheit der Kompakta des Lamellenknochens ist das **Osteon** (**Havers-System**), das aus einem zentralen **Havers-Kanal** mit konzentrisch angelagerten Knochenlamellen (Spezialamellen) besteht. Der Havers-Kanal enthält Blutgefäße und wenige Nervenfasern. Querverbindungen – **Volkmann-Kanäle** – verbinden Havers-Kanäle untereinander und mit dem Endost/Periost. Sie führen Blutgefäße für die Versorgung der Kompakta.
Die Osteone sind in Längsrichtung des Knochens orientiert. Die beim Knochenumbau übrig bleibenden Reste alter Osteone werden zu **Schaltlamellen**. Sie haben keine Verbindung mehr zu Blutgefäßen und füllen die Räume zwischen den intakten Osteonen vollständig aus. Sich stark anfärbende sog. **Zementlinien** grenzen einzelne Osteone zu ihren Nachbarn ab. Hier besteht ein höherer Proteoglykan- und geringerer Kollagenanteil.
Die Außenwand des Lamellenknochens wird von den **äußeren Generallamellen** gebildet, die den

gesamten Knochen quer umspannen und nicht in Osteonen zusammengefasst sind. Das Gleiche gilt für die **inneren Generallamellen**, welche die Spongiosa zur Knochenmarkshöhle hin abgrenzen.

Desmale Osteogenese

Bei der desmalen Osteogenese (direkte Knochenbildung) entsteht Knochengewebe ohne Umwege aus embryonalem Bindegewebe. Noch in der Embryonalphase verdichten sich in Knochenanlagen mesenchymale Zellen inselartig zu Vorläuferzellen. An blutgefäßreichen **Ossifikationszentren** (Knochenkernen) differenzieren sie sich zu Osteoblasten und synthetisieren Osteoid. Dabei mauern sich die Osteoblasten ein und wandeln sich zu Osteozyten um. Die Mauern verkalken, und es entsteht ein aus Knochenbälkchen (Trabekeln) aufgebautes Knochengerüst. Außen sitzen dem Gerüst Osteoblasten wie auch in Howship-Lakunen liegende Osteoklasten auf. Blutgefäße wachsen ins Bindegewebe des Knochengerüsts ein. Das Ergebnis ist **Geflechtknochen** (Bindegewebsknochen).
Die Osteoblasten erzeugen neues Knochengewebe, das an die bestehende Knochensubstanz angelagert wird (**appositionelles Wachstum**). Durch desmale Osteogenese entstehen Bereiche des Schädelknochens und das Schlüsselbein. Der unreife Geflechtknochen wird im weiteren Verlauf zum reifen Lamellenknochen umgebaut.

Chondrale Osteogenese

Bei der chondralen Osteogenese (indirekte Knochenbildung) entsteht Knochengewebe aus Knorpelgewebe. Zunächst wird ein knorpeliges **Primordialskelett** (Knochenmanschette) aus Knorpelmodellen aufgebaut, welches dann sekundär verknöchert.
Das knorpelige Grundmodell des Röhrenknochens besteht aus:
- **Diaphyse**: langer Schaft im mittleren Bereich des Knochens
- **Metaphyse**: an beiden Knochenenden der Bereich zwischen Diaphyse und Epiphyse; Wachstumszone des Knochens
- Proximale und distale **Epiphyse**: die kolbenförmig verdickten Endstücke des Knochens (→ Abb. 1.6).

Zwischen Epi- und Metaphyse befindet sich eine schmale Wachstumsplatte, die sog. **Epiphysenfuge**. Solange der Knochen noch in die Länge wächst, besteht sie aus hyalinem Knorpel. Danach verknöchert sie zur **Epiphysenlinie**.
Die chondrale Osteogenese verläuft in den Epiphysen einphasig, im Diaphysen-Bereich in 2 Phasen:

1. Perichondrale Ossifikation. Der Ablauf entspricht der desmalen Osteogenese. Ausgangspunkt sind die Mesenchymzellen des Perichondriums. Über desmale bzw. hier perichondrale Ossifikation entsteht eine aus Knochenbälkchen aufgebaute **perichondrale Knochenmanschette**, die das **primäre Ossifikationszentrum** (primärer Knochenkern) ist. So wird das Perichondrium durch Ossifikation zum Periost. Die Knochenmanschette beeinträchtigt den Stoffwechsel

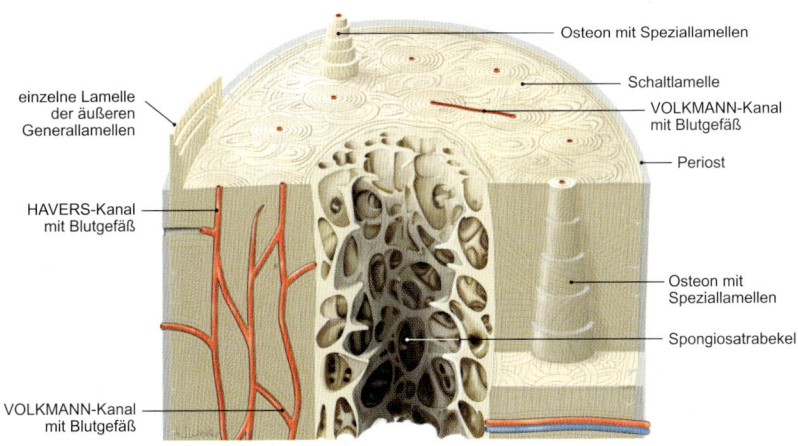

Abb. 1.5 Lamellenknochen mit seinen Bestandteilen [S007]

1 Allgemeine Histologie

im Innern des Knorpels derart, dass einerseits Chondrozyten hypertrophieren und blasig degenerieren – dieser Zustand wird als **Blasenknorpel** bezeichnet –, andererseits Kalksalze in die EZM eingelagert werden und diese mineralisiert. Es kommt zu Sauerstoffmangel (Hypoxie), was die nächste Ossifikationsphase auslöst.

2. Enchondrale Ossifikation. Durch die Knochenmanschette hindurch dringen Blutgefäße in horizontaler Richtung zur Längsachse des Knorpelgerüsts in das Zentrum des Knorpelgewebes ein (**Vaskularisation**). Über sie gelangen Vorläuferzellen ins Knorpelinnere und wandeln sich dort zu Chondroblasten, Osteoprogenitorzellen und anderen spezifischen Zellen. **Chondroklasten** eröffnen die Knorpelhöhlen und bauen mineralisierte EZM ab. Die Osteoblasten in den verbliebenen mineralisierten Bereichen bilden proximal- wie distalwärts zum Abbauort neues

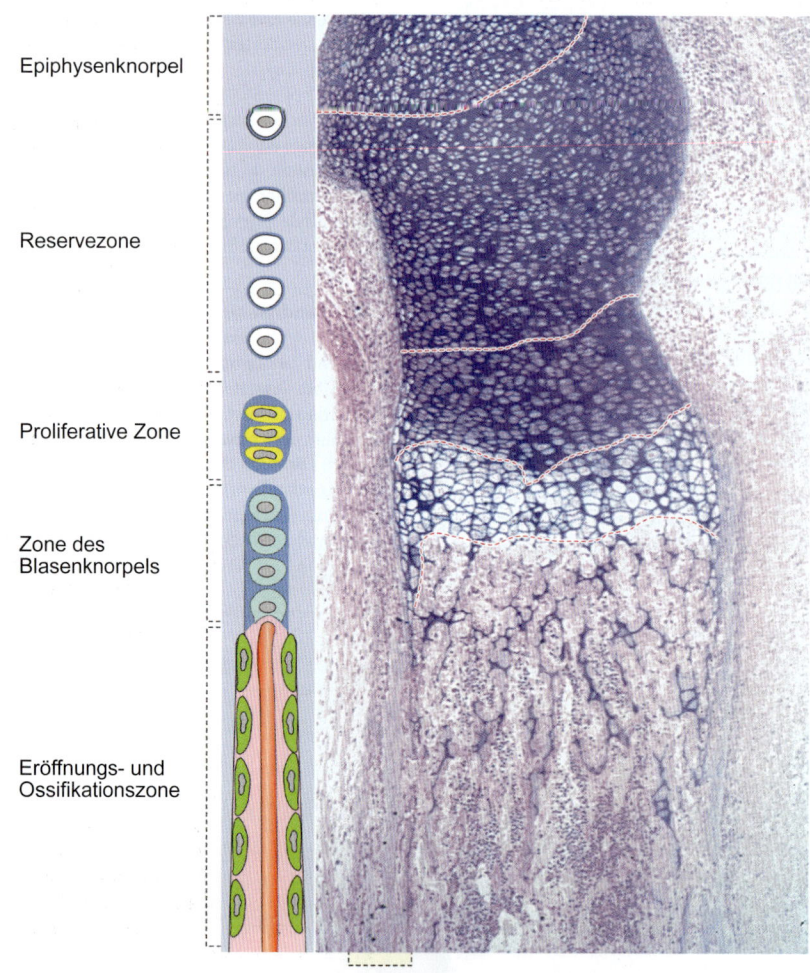

Abb. 1.6 Chondrale Ossifikation am Röhrenknochen [E352]

Knochengewebe, die **primäre Spongiosa**. Durch das Wechselspiel von Trabekelabbau und -aufbau entsteht die **primäre Markhöhle**. Sie enthält Mesenchymzellen und Blutgefäße. Mit Einsetzen der Blutbildung im 5. Fetalmonat wird die primäre zur **sekundären Markhöhle**.
Bei der enchondralen Ossifikation spricht man von interstitiellem Wachstum, da hier nicht wie bei der desmalen Ossifikation neues Knochengewebe an altes angelagert wird, sondern die Osteoblasten sich selbst mit Osteoid umgeben.
In den Epiphysen wird das Knochengewebe **ausschließlich** durch enchondrale Ossifikation gebildet. In den vaskularisierten fetalen Epiphysenanlagen entwickeln sich **sekundäre Ossifikationszentren** (sekundäre Knochenkerne). Von hier aus erfolgt die echondrale Ossifikation gleichmäßig nach allen Seiten, wobei der spätere Gelenkknorpel und die Epiphysenfuge nicht mit einbezogen werden.
Während beim Ungeborenen die Röhrenknochen gleichmäßig von Diaphyse Richtung Epiphyse in die Länge wachsen, ist beim Kind und Jugendlichen die Wachstumsplatte – radiologisch als offene Epiphysenfuge zu erkennen – für das Längenwachstum zuständig. An der äußeren Oberfläche des Knochens ist diese Platte als wulstförmige **Metaphyse** zu erkennen. Die Wachstumsplatte besteht von epi- nach metaphysär aus folgenden Bereichen:

- **Reservezone**: enthält Chondroprogenitorzellen als Nachschub für die Proliferationszone
- **Proliferationszone**: enthält Chondroblasten und Chondrozyten, die als vertikale Säulen angeordnet sind. Hohe Mitosetätigkeit der Zellen
- **Resorptionszone** (Zone des Blasenknorpels): Chondrozyten hypertrophieren und verkümmern blasig. Verkalkung der sie umgebenden EZM
- **Eröffnungszone**: Blasenknorpelzellen gehen durch Apoptose unter, Chondroklasten räumen einen Teil der mineralisierten EZM ab, Blutgefäße sprossen ein.
- **Ossifikatioszone**: Durch einwandernde Osteoblasten wird die bestehende mineralisierte EZM weiter zur primären Spongiosa ausgebildet.

> Gemäß neuer Terminologie bezeichnet **Ossifikation** die Bildung von Knochengewebe, **Osteogenese** die Bildung von Knochen.

Osteoporose ist gekennzeichnet durch verminderte Knochensubstanz, v. a. Spongiosa. Dies führt vermehrt zu Frakturen, insbesondere bei Femur, Radius und Brustwirbelkörpern.

■ CHECK-UP

- ☐ Nennen Sie die ultrastrukturellen Unterschiede zwischen braunem und weißem Fettgewebe!
- ☐ Was bezeichnet man als Chondron und woraus setzt es sich zusammen?
- ☐ Beschreiben Sie den strukturellen Aufbau der Ephiphysenfuge!

Muskelgewebe

Das der Bewegung dienende Muskelgewebe unterteilt sich in:
- Glatte Muskulatur
- Quer gestreifte Muskulatur: Skelettmuskulatur und Herzmuskulatur.

■ Glatte Muskulatur

Zellform
Spindelförmige und teilungsfähige Zellen, bis zu 10 µm breit und 800 µm lang. Sie liegen häufig in einem engen Zellverband, finden sich in nahezu allen Wänden menschlicher Hohlorgane und beeinflussen dort die luminale Weite. Auf Querschnitten zeigen die Zellen einen **zentral** gelegenen Zellkern. Auf Längsschnitten hat der ca. 8–25 µm lange Kern in unkontrahiertem Zustand eine **Zigarren-**, in kontrahiertem Zustand eine **Korkenzieherform**.

Zellbestandteile
Zellorganellen und andere Bestandteile des freien Zytoplasmas liegen überwiegend an den beiden spitz zulaufenden Polen des Kerns mit Aus-

nahme einzelner Ca^{2+}-speichernder gER-Schläuche. Die Schläuche befinden sich in Nähe der Plasmamembran unweit sog. **Caveolae**, tropfenförmige Einsenkungen der Plasmamembran, die vermutlich an der Stimulus-Kontraktionskopplung beteiligt sind. Letztere sind dicht mit Ca^{2+}-Pumpen besetzt, welche in der quer gestreiften Muskulatur den T-Tubuli entsprechen.
Das restliche Zytoplasma der glatten Muskelzellen erscheint in H.E.-Schnitten einheitlich rot und in Van-Gieson-Schnitten gelb. Die Bezeichnung „glatt" rührt von der homogenen Einfärbung her.

Kontraktiler Apparat und Zytoskelett
Ultrastrukturell ist das Zytoplasma glatter Muskelzellen dicht angefüllt mit Bestandteilen von:
- **Kontraktilem Apparat**: bestehend aus Aktin- und Myosinfilamenten, die durch einen ineinander verlaufenden Gleitvorgang zur aktiven Verkürzung führen
- **Zytoskelett**: verantwortlich für Stabilisierung und Form der Zelle. Die Molekülketten der Proteine Aktin und Myosin-II gruppieren sich zu sog. Bündeln, von denen die meisten nach der Längsachse der Zelle angeordnet sind. Bis zu 14 Aktinfilamente (AF), die mit **Caldesmon** (Calmodulin binding protein) und dem Protein **Tropomyosin** verknüpft sind, interagieren hier mit einem Myosinfilament. Jedoch kommt es nicht zu einem regelmäßigen Aufbau von Myofibrillen oder auch Sarkomeren wie in der quer gestreiften Muskulatur.

Zudem wird die Muskelzelle von einem dichten Netz aus Intermediärfilamenten, vorwiegend **Desmin-Filamenten**, durchzogen; in der glatten Gefäßmuskulatur sind es hauptsächlich **Vimentin-Filamente**. Das intermediäre Filamentnetz läuft aus in zytoplasmatischen Verdichtungszonen bestehend aus α-**Aktinin**, das den Z-Linien der quer gestreiften Muskulatur entspricht, und membranösen **Anheftungsplaques** aus Talin und Vinculin. An den Verdichtungszonen und Anheftungsplaques inserieren auch die AF der Bündel und dienen dem kontraktilen Apparat als Ansatz.

Tonusregulierung
Neurogen. Die Muskelzellen werden durch das vegetative Nervensystem – Sympathikus, Parasympathikus und enterisches Nervensystem (ENS) – innerviert. Die Enden ihrer unmyelinisierten postganglionären **Axone (Neuraxon**, Nervenfaser) zweigen sich baumartig auf. Jeder Ast trägt präterminal zahlreiche mit synaptischen Vesikeln angefüllte Erweiterungen, die **Varikositäten (Boutons, En-passant-Synapsen)**, die nicht von Schwann-Zell-Membranen umhüllt sind. Varikositäten sind neuromuskuläre Synapsen, die im Gegensatz zur neuromuskulären Endplatte der Skelettmuskulatur sehr einfach gebaut sind. Transmitter sind:
- Sympathikus: Noradrenalin
- Parasympathikus: Acetylcholin
- ENS: z. B. Dopamin und Serotonin.

Myogen. Spezialisierte glatte Muskelzellen im Zellverband der glatten Muskulatur, sog. **Schrittmacherzellen**, erzeugen spontan – z. B. bei Dehnung – elektrische Impulse, die über Gap junctions an die Nachbarzellen weitergegeben werden. Der gesamte Zellverband wird durch die Gap junctions funktionell verbunden (**funktionelles Synzytium**).

Hormonell und anorganisch. Auch Hormone wie Adrenalin, Histamin, Östrogen und Oxytocin, Adenosin, Arachidonsäuremetaboliten und anorganische Verbindungen wie Stickstoffmonoxid (NO) beeinflussen den Tonus der glatten Muskelzellen.

Single-unit-Typ. Überwiegend myogen innervierte glatte Muskulatur, nur schwache neurogene Reizung. Es gibt eine große Menge von Gap junctions. Wenige Varikositäten sind durch weite Spalten von den glatten Muskelzellen getrennt.

Multi-unit-Typ. Hauptsächlich neurogen innerviert, nur wenig myogene Reizung. Geringe Anzahl von Gap junctions und hohe Anzahl von Varikositäten, die durch enge Spalten von den glatten Muskelzellen getrennt sind.

Kontraktionsvorgang
Jede glatte Muskelzelle wird von einer eigenen Basalmembran umgeben und ist durch wenig EZM von benachbarten Muskelzellen getrennt. Die Aktinfilamente der Bündel sind indirekt über die Anheftungsplaques an ebenfalls in diesen Plaques inserierenden **Integrinen** verbunden, die wiederum an die Basallamina anknüpfen. Durch diese Kopplung wird die Kontraktion der Zelle auf die Muskelzellmembran, die Basalmembran und letztlich über kleine elastische Sehnen auf die EZM übertragen.

■ Skelettmuskulatur

Muskelfaser
Die Muskelfaser ist die kleinste Baueinheit der Skelettmuskulatur. Muskelfasern sind 2–40 cm lang, 10–100 μm breit und von einer Basalmembran umgeben. Die einzelne Faser ist ein **Synzytium** (mehrkerniger Zellverband), das durch die Verschmelzung mitotisch aktiver embryonaler Myoblasten entstanden ist. Der Großteil des Faserzytoplasmas (**Sarkoplasma**) ist angefüllt mit zahlreichen dicht gepackten **Myofibrillen**, den kontraktilen Elementen der Muskelfaser, die bereits lichtmikroskopisch sichtbar sind.
Je nach quantitativer Zusammensetzung der verschiedenen Bestandteile der Muskelfasern unterscheidet man verschiedene Fasertypen (→ Tab. 1.3).

Sarkomer
Das Sarkomer ist die funktionell wichtige Untereinheit der Fibrille. Im unkontrahierten Zustand hat es eine Länge von 2–3 μm und ist nur unter dem EM näher zu betrachten (→ Abb. 1.7). Ein Sarkomer setzt sich aus Aktin- und Myosin-II-Filamenten zusammen, wobei jeweils ein Myosinfilament mit sechs AF interagiert.

Z-Scheibe (Zwischenscheibe). Scheibenförmige Struktur zwischen den einzelnen Sarkomeren. Eine Z-Scheibe ist gleichzeitig das Ende des einen und der Anfang des nächsten Sarkomers. In den Scheiben setzen die AF an.

A-Bande. Bereich der Myosinfilamente, der im Zentrum des Sarkomers liegt. Die Myosinfilamente brechen unter dem Polarisationsmikroskop das Licht in zwei verschiedene Richtungen (**anisotrop**) und erscheinen unter dem Durchlichtmikroskop dunkel. Als **M-Streifen** wird bei den Filamentbündeln die etwas verdickte Mitte der A-Bande bezeichnet. Beim **H-Streifen** (**Hensen-Streifen**) handelt es sich um die mittlere Zone der A-Bande, in die keine AF hineinreichen. Er umfasst den M-Streifen plus zusätzliche Bereiche nach lateral, je nach Kontraktionszustand. Bei maximaler Kontraktion entsprechen sich die M-Streifen und H-Streifen.

I-Bande. Bereich der Aktinfilamente von einer A-Bande zur nächsten mit der Z-Scheibe dazwischen. Die AF brechen unter dem Polarisationsmikroskop einfach (**isotrope**) und erscheinen im Durchlichtmikroskop hell.

Tab. 1.3 Fasertypen der Skelettmuskulatur

Fasertyp	Subtyp	Farbe	Eigenschaften	Vorkommen
Tonusfaser	–	Rot	• Kleiner Durchmesser • Langsame und lang dauernde Kontraktion ähnlich glatter Muskulatur • Multiple motorische Endplatten	Äußere Augenmuskeln (z. T.), Muskelspindelfasern
Zuckungsfaser	I	Rot	• Reich an Fetttropfen, Myoglobin und Mitochondrien. Wenig Glykogen • Dicht kapillarisiert • Langsam zuckend • Oxidativ arbeitend und ermüdungsresistent • Kleine motorische Einheit	Alle haben nur eine motorische Endplatte und finden sich in wechselnder Häufigkeit, die für bestimmte Muskeln charakteristisch ist, immer gemeinsam in einem Muskel, wo sie schachbrettartig verteilt sind. Ein α-Motoneuron versorgt mit seinen terminalen Verzweigungen jeweils nur Fasern eines Typs
	IIA	Hellrot	• Mittlerer Gehalt an Myoglobin, Mitochondrien und Glykogen • Mittlere Kapillarisierung • Schnelle Zuckung • Oxidativ und glykolytisch arbeitend • Langsam ermüdend • Große motorische Einheit	
	IIB	Weiß	• Reich an SR und Glykogen, arm an Myoglobin und Mitochondrien • Schwach kapillarisiert • Schnell zuckend • Glykolytisch arbeitend und rasch ermüdend • Große motorische Einheit	

1 Allgemeine Histologie

Querstreifung. Die Sarkomere der nebeneinanderliegenden Fibrillen befinden sich alle auf gleicher Höhe. Grund dafür ist, dass die parallelen Fibrillen auf zwei Arten miteinander verbunden sind:
- Fixierung aneinander im Bereich der Z-Scheiben durch das Intermediärfilament **Desmin**. Die Ansatzstellen des Desmins am Sarkomer heißen **Costamere**.
- Fixierung an der lateralen Zytoplasmamembran der Muskelfaser über das Protein **Plektin** (Ankerprotein).

Dieser regelmäßige Aufbau bewirkt die bereits lichtmikroskopisch sichtbare Querstreifung der Muskelfasern.
Der regelmäßige Aufbau jedes einzelnen Sarkomers wird noch durch weitere Proteine aufrechterhalten:
- **Nebulinfilamente** stabilisieren die AF
- **Tropomyosin** und die **Troponine C**, **I** und **T** sind mit den AF assoziiert, stabilisieren sie und greifen regulierend in den Kontraktionsvorgang ein, indem sie die Bindung zwischen AF und Myosin entweder freigeben oder erschweren.

Die Myosinfilamente sind über das **myosinbindende Protein C** mit **Titinfilamenten** verbunden, die in M-Streifen und Z-Scheibe inserieren und auf Höhe der I-Bande eine elastische Domäne haben, die einer Überdehnung des Sarkomers entgegenwirkt.

> Zusätzlich zur Querstreifung entstehen bei suboptimaler Strukturerhaltung in histologischen Schnittpräparaten von Skelettmuskulatur auf Längsschnitten durch Spaltbildung zwischen den Fibrillen eine Längsstreifung und auf Querschnitten die sog. **Cohnheim-Felderung**, ein Artefakt, das sich als Muster aus Punkten und Feldern zeigt.

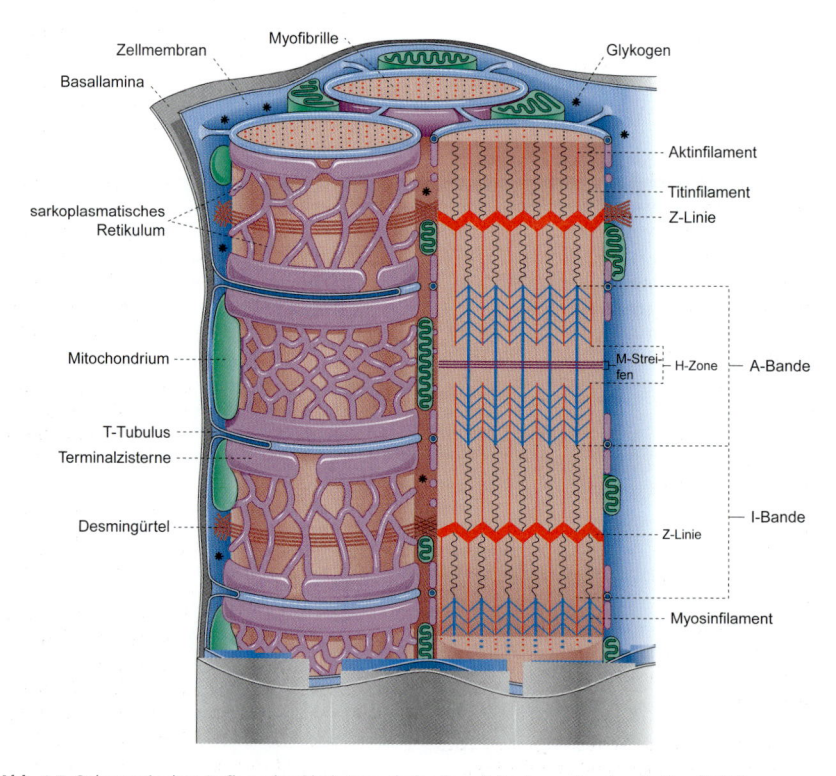

Abb. 1.7 Schematischer Aufbau der Skelettmuskelzelle mit Sarkomerbestandteilen [L107]

Zellorganellen der Muskelfaser

Sarkolemm. Zellmembran der Muskelfaser. Zwischen Sarkolemm und den dicht gepackten Fibrillen liegen die Zellkerne und Organellen der Muskelfaser. Jede Faser beinhaltet 100–1.000 Zellkerne, die ca. 5–15 µm lang sind und in reifen Muskelfasern immer randständig liegen.

Sarkosomen. Mitochondrien vom Cristatyp. Sie liegen zahlreich in Längsrichtung zwischen den einzelnen Fibrillen sowie zwischen Fibrillen und Zellmembran. Sie liefern das für die Kontraktionsvorgänge notwendige ATP.

Sarkoplasmatisches Retikulum (SR) oder Longitudinalsystem (L-System). Das gER der Muskelzelle, das hier als dichtes Membrannetz vorkommt und hauptsächlich längs zur Muskelfaser ausgerichtet ist. Die Schläuche des Membrannetzes werden auch als **L-Tubuli** bezeichnet. Sie speichern Ca^{2+} für die Kontraktionsvorgänge. Im Bereich des H-Streifens umspannt das SR als engmaschiges Geflecht die Myofibrillen. Am Übergang von A- zu I-Bande bildet es zwei parallele, zu den übrigen SR-Schläuchen orthogonal verlaufende Schlauchsysteme, die sog. **Terminalzisternen** (junktionales SR), die sich um die Fibrillen herumziehen.

Transversaltubulus (T-Tubulus). Einstülpung des Sarkolemms zwischen den Terminalzisternen des L-Systems. Die zwei Terminalzisternen und der T-Tubulus bilden zusammen eine Trias, die eine enge Kopplung zwischen Innervation und Ca^{2+}-Freisetzung ermöglicht. Die drei Tubuli stehen direkt miteinander in Verbindung über **junktionale Füßchen**. Dies sind Proteinkomplexe, bestehend aus **Dihydropyridinrezeptoren** im Sarkolemm und **Ryanodinrezeptoren** in der Membran der Terminalzisternen. Sie sind der ultrastrukturelle Ausdruck der Innervations-Ca^{2+}-Freisetzungs-Kopplung.

Sarkoplasma. Zytoplasma der Muskelfaser. Es enthält neben den Organellen noch in großer Menge Glykogen sowie **Myoglobin**, ein O_2-bindendes Protein, das dem Muskel seine makroskopisch braune Farbe verleiht. Des Weiteren beinhaltet es in sich ein ausgeprägtes Membranskelett, das u. a. aus **Spektrin** besteht, und das Zytoskelett.

Zytoskelett. Stellt die Verbindung her zwischen:
- Kontraktilem Apparat und lateraler Basalmembran über den **Dystrophin-Glykoprotein-Komplex** und **Integrine** – im Sinne eines **Fokalkontakts**
- Den in Zugrichtung liegenden eingefalteten Enden der Muskelfaser und den ansetzenden Sehnen über die Basalmembran mittels Kollagenfibrillen.

Satellitenzellen sind ruhende Myoblasten innerhalb der Basalmembran jeder Skelettmuskelfaser, die den Kern- und Zytoplasmanachschub für die Muskelfasern liefern. Von diesen Zellen geht der Regenerationsprozess aus, wenn Muskelfasern verletzt werden.

Innervation der Muskelfaser

Die Fasern der Skelettmuskulatur werden über motorische Nervenfasern stimuliert, sich zu kontrahieren. An der Innervation sind folgende Zellstrukturen beteiligt:

- **Motorischen Vorderhornzelle** (α-Motoneuron): Nervenfaser des **Vorderhorns** (**Cornu anterius**) der grauen Substanz des Rückenmarks. Von einem α-Motoneuron, das zu den Muskelfasern führt, endet jeweils eine Verzweigung seines Axons an einer motorischen Endplatte.
- **Motorische Endplatte**: Endorgan für die Erregungsübertragung von der Synapse der motorischen Nervenfaser auf die postsynaptische Membran der Muskelfaser. Die ankommende Erregung führt zur Depolarisation der Endplatte. Pro Muskelfaser gibt es in der Regel nur eine Endplatte. Ausnahme: Tonusfasern
- **Synaptische Vesikel**: ultrastruktureller Bestandteil der Axonterminale. Die Vesikel enthalten den Neurotransmitter **Acetylcholin** und zahlreiche Mitochondrien vom Cristatyp.
- **Subneuraler Faltenapparat**: stark eingefaltete Membran der Muskelfaser, die unterhalb der motorischen Endplatte liegt. Sie enthält viele Acetylcholinrezeptoren.
- **Synaptischer Spalt**: Der auf 100 nm verengte Spalt zwischen Axonterminale und Muskelfaser, genauer gesagt zwischen dem präsynaptischen Synapsenendknöpfchen des Axons und dem postsynaptischen subneuralen Faltenapparat der Muskelfaser. Den Spalt durchzieht eine Basallamina, die sich außerhalb der motorischen Endplatte in die Basal-

laminae von Schwann-Zelle und Muskelfaser aufteilt. An dem gemeinsamen Stück Basallamina ist das acetylcholinspaltende Enzym **Acetylcholinesterase** verankert.

> Die Bezeichnung **motorische Einheit** umfasst das α-Motoneuron und alle von ihm innervierten Muskelfasern des gleichen Muskelfasertyps. Die verschiedenen Einheiten liegen in einem Muskel schachbrettartig ineinander verteilt: Je kleiner eine Einheit, desto feiner und differenzierter ist die Kontraktion des Gesamtmuskels.

Kontraktionsvorgang
Bei einer Muskelkontraktion binden die Köpfchen der Myosinfilamente an die Aktinfilamente, schieben sich in einer Ruderbewegung, indem das Myosinköpfchen von einem 90-Grad- in einen 45-Grad-Winkel abklappt, an ihnen entlang und lösen sich durch Anlagerung von ATP wieder ab. Dieser Vorgang, der in der **Gleitfilament-** oder **Filamentgleittheorie** beschrieben wird, wiederholt sich, so lange die Kalzium-Konzentration in der Zelle hoch ist. Die Z-Scheiben nähern sich einander, I-Bande und H-Streifen „verschmelzen". A-Bande und M-Streifen bleiben unverändert. Durch das Ineinandergleiten der Filamente kommt es zu einer Verkürzung der Sarkomere und damit der Fibrillen, **nicht** der Filamente. Deren Länge bleibt unverändert. Dieser Vorgang läuft in allen Sarkomeren der Muskelfaser gleichzeitig ab.

Muskelspindeln
Muskelspindeln sind in den Skelettmuskeln eingelagerte Sinnesorgane. Sie sorgen dafür, dass die Muskelfasern und letztlich der gesamte Muskel nicht überdehnt werden. Sie enthalten speziell gebaute quer gestreifte Muskelfasern, sog. **Kernketten-** und **Kernsackfasern**, die von afferenten Nervenendigungen umschlungen werden. Über afferente Nervenfasern informieren die Spindeln das Rückenmark über den Dehnungszustand des Muskels; gleichzeitig werden sie vom Rückenmark über γ-**Motoneurone** efferent innerviert, deren Aufgabe es ist, Länge und Empfindlichkeit der Muskulatur zu verstellen.

Die Muskelfaser im Gewebsverband
Die Bindegewebsstrukturen des Muskels dienen seiner Nährstoffversorgung und Reißfestigkeit.

Perimysium internum (Endomysium). Kleinste Einheit im Gewebsverband. Das Endomysium besteht überwiegend aus retikulärem Bindegewebe. Es fasst jeweils bis zu 100 Muskelfasern zu sog. **Primärbündeln** zusammen. In der Bindegewebshülle verlaufen Nerven, Blut- und Lymphgefäße.

Perimysium externum. Besteht aus parallelen kollagenen Bindegewebsfasern. Das Perimysium gruppiert mehrere Primärbündel zu **Sekundärbündeln** (Fleischfasern).

Epimysium. Netz aus lockeren kollagenen Fasern, das alle Sekundärbündel zu einer Einheit zusammenfasst und umschließt. Hält es den Muskel zusammen und dient als Verschiebeschicht. Das Epimysium selbst ist von einer **Faszie** aus straffem kollagenem Bindegewebe umschlossen. Der Muskel ist mit seiner Außenhülle, der Faszie, verbunden, in dem das Epimysium kontinuierlich in die Muskelfaszie übergeht.

> Muskelfasern nehmen im Rahmen des gewöhnlichen Wachstums und bei Training durch **Hypertrophie** an Volumen zu. Bei Inaktivität oder Unterbrechung des Axons des α-Motoneurons (**Denervierung**) kommt es zu einer strukturellen Rückbildung (**Atrophie**) der Skelettmuskelfasern.

■ Herzmuskulatur

Die Muskulatur ist ebenfalls quer gestreift, die Herzmuskelzellen (**Kardiomyozyten**) weisen aber einige Besonderheiten auf (→ Abb. 1.8):
- Kardiomyozyten sind deutlich kleiner: nur etwa 50–150 µm lang und ca. 15 µm breit
- 1 bis 2 ovale Zellkerne pro Zelle: Lage zentral, im Längsschnitt 12 µm lang
- Zellorganellen wie Golgi-Apparat und Lysosomen sowie Pigmentablagerungen wie Lipofuszingranula („Alterspigment") liegen in Nähe der Kernpole.
- Deutlich höhere Anzahl von Mitochondrien
- Breitere T-Tubuli, die sich auf Höhe der Z-Scheiben einstülpen. L- und T-Tubuli bilden lediglich **Dyaden**, d. h. nur ein L-Tubulus verläuft neben dem T-Tubulus.
- Basalmembran umgibt die Herzmuskelzelle.

Kardiomyozyten
Herzmuskelzellen verzweigen sich und stehen an jedem ihrer Enden über bereits lichtmi-

kroskopisch sichtbare, stärker gefärbte **Disci intercalares** (**Glanzstreifen**) in Verbindung, wodurch Ketten von Herzmuskelzellen entstehen. Die Zellmembranen benachbarter Zellen sind unter dem EM betrachtet an diesen Streifen eingestülpt und in Zugrichtung überwiegend mechanisch durch **Fasciae adhaerentes** und Desmosomen verbunden, orthogonal zur Zugrichtung durch **Gap junctions**, die überwiegend durch Connexin 43 geformt sind. Dadurch kann die Erregung von Zelle zu Zelle springen, sodass ein **funktionelles Synzytium** entsteht. Die Basalmembranen der verbundenen Zellen gehen hier ineinander über.
Die Erregung geht im Herzmuskelgewebe von spezialisierten Herzmuskelzellen aus.

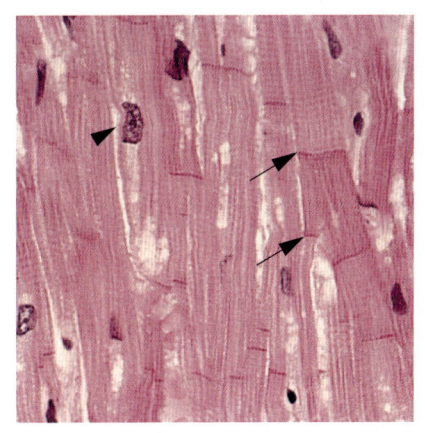

Abb. 1.8 Herzmuskulatur: Glanzstreifen (→), Zellkern (›) (Längsschnitt, H.E., 300-fach) [M375]

■ CHECK-UP

- ☐ Beschreiben Sie den ultrastrukturellen Aufbau der Skelettmuskulatur und arbeite ihre Unterscheidungsmerkmale zur Herzmuskulatur heraus!
- ☐ Nennen Sie Mechanismen, wie und durch wen oder was glatte Muskulatur innerviert wird.
- ☐ Beschreiben Sie den ultrastrukturellen Aufbau von Glanzstreifen!

Nervengewebe

Nervengewebe besteht aus **Neuronen** (Nervenzellen) und **Gliazellen** (Hüllzellen).

■ Neurone

Nervenzellen nehmen elektrische oder chemische Signale auf, verarbeiten und geben sie weiter. Sie bestehen aus einem Nervenzellkörper, **Dendriten** und einem **Axon**.

Nervenzellkörper (Perikaryon, Soma)
Der Durchmesser des Nervenzellkörpers schwankt zwischen 5 und 150 μm. Als trophisches Zentrum der Zelle enthält das Perikaryon ultrastrukturell:
- Einen großen runden Zellkern mit viel Euchromatin und einem ausgeprägten Nucleolus
- Viele **Neurosomen** (Mitochondrien)
- Reichlich rER mit umliegenden freien Ribosomen im **Neuroplasma** (Zytoplasma). Diese rER-Ribosomen-Konglomerate werden auch als **Nissl-Substanz** (**Nissl-Schollen, Tigroidsubstanz**) bezeichnet und sind Audruck der

ausgeprägten Syntheseleistung von Neuronen (Neurotransmitter, Bestandteile des Zytoskeletts).
- Unzählige Transportvesikel für Neurotransmitter
- Lysosomen
- Gelegentlich Lipofuszin und **Neuromelanin**; letzteres sind Melaninpigmente, die für die Zelle eine schützende, antioxidative Wirkung zu haben scheinen.

Dendriten
Dendriten dienen der Reizaufnahme und der Weiterleitung des empfangenen Signals zum Perikaryon hin. Gewöhnlich hat ein Neuron mehrere Dendriten.
Meistens verzweigen sie sich baumartig. In der Peripherie sind sie in der Regel schlank und häufig mit Dornen (**Dendritic spines**) besetzt, die ebenfalls der Reizaufnahme dienen.
Nahe des Perikaryons sind sie mit Golgi-Apparat, Nissl-Substanz und Neurosomen angefüllt.

1 Allgemeine Histologie

Axon (Neurit)
Das Axon dient der Erregungsweiterleitung vom Perikaryon zu anderen Zellen wie Drüsen-, Muskel- und Nervenzellen. Grundsätzlich haben alle Neurone nur **ein** Axon. In der Peripherie zweigt sich das Axon zum **Telodendron** („Endbäumchen") auf. Axone haben einen fast konstanten Durchmesser von 20 µm.
Beim Axon lassen sich vier Teilbereiche unterscheiden:
- **Axonhügel** (Ursprungssegment): Der Ansatzbereich des Axons am Perikaryon. Bereits ab hier ist das Axon frei von Nissl-Substanz und Golgi-Apparat.
- **Initialsegment** (Anfangssegment): Ort, an dem im Axon neue Aktionspotenziale generiert werden. Hier ist das **Axolemm**, die Plasmamembran des Axons, von vielen Na^+-Kanälen überzogen. Falls das Axon eine Myelinscheide hat, beginnt diese distal des Initialsegments.
- **Hauptverlaufsstrecke**: trägt im Fall myelinisierter Axone eine Myelinscheide, die sich eigentlich aus vielen einzelnen, durch Ranvier-Schnürringe unterbrochenen Myelinscheiden zusammensetzt. Sie kann bei manchen myelinscheidenlosen Neuronen **Varikositäten** (präterminale Axonschwellungen) tragen, die Teil einer chemischen Synapse sind. Dies ist z. B. bei Neuronen des vegetativen Nervensystems der Fall.
- **Telodendron** (Endaufzweigung): Das Axon endet in kolbenartigen **Boutons** (Endknöpfe), die mit anderen Zellen über chemische Synapsen in Kontakt stehen.

Je nach Richtung der Erregungsleitung spricht man von Afferenz oder Efferenz.
Die Signalweiterleitung wird als **afferent** bezeichnet, wenn die Erregung über Dendriten zum Perikaryon oder zu Kerngebieten im zentralen Nervensystem (ZNS) hingeleitet wird.
Die Signalübertragung ist **efferent**, wenn die Erregung vom Perikaryon über das Axon oder von Kerngebieten des ZNS weggeführt wird.

Klassifizierung von Neuronen
Golgi-Typ. Neurone mit großem Perikaryon und einem über 1 m langen Axon werden auch als **Golgi-Typ-I-Neurone** bezeichnet. Sie dienen der Kommunikation weit entfernter Bereiche im Nervensystem und werden auch **Projektionsneurone** genannt.
Das Gegenteil sind **Golgi-Typ-II-Neurone**, sog. **Interneurone**, die nur über kurze Strecken Informationen zwischen Neuronen weitergeben.

Bipolare Neurone. Die Neurone haben zwei Pole: Der eine Pol ist das Axon, der andere ein Dendrit mit distaler Verzweigung (**Dendritenbaum**, → Abb. 1.9-2).

Multipolare Neurone. Sie haben viele Pole, d. h. neben einem Axon mehrere Dendritenbäume (→ Abb. 1.9-1).

Pseudounipolare Neurone. Perikaryonnahes Axon und Dendrit sind **T-förmig** miteinander verschmolzen. Die über einen Dendritenbaum aufgenommenen Signale werden, ohne das Perikaryon zu überqueren, direkt auf das Axon übergeleitet. Bei pseudounipolaren Neuronen wird der Dendrit auch als **dendritisches Axon** bezeichnet (→ Abb. 1.9-3).

Unipolare Neurone. Das Axon ist der einzige Pol dieser Nervenzelle. Es gibt keinerlei Dendriten (→ Abb. 1.9-4).

Weitere Neurontypen. Beispiele hierfür sind die **Purkinje-Zellen** des Kleinhirns mit bis zu vier riesigen Dendritenbäumen, die ein spalierförmiges Geflecht bilden, die **Pyramidenzellen** der Endhirnrinde, die neben einem langen **Apikaldendriten** (Spitzendendrit) viele seitliche Basaldendriten ausformen, und die Sinneszellen der Regio olfactoria, die eine spezielle Form der bipolare Neurone mit stark reduziertem Dendrit sind.

Chemische Synapse
An dieser Form der Synapse wird ein zunächst elektrisches Signal, das Aktionspotenzial, in ein chemisches Signal, den Neurotransmitter, übersetzt und dann zurück in ein elektrisches transferiert.

Axonendknopf. Dem Verlauf des Signals nach ist dies der erste zu nennende Bereich der chemischen Synapse. Der Axonendknopf wird von der präsynaptischen Membran umschlossen. Er enthält viele Mitochondrien und synaptische Vesikel mit einem Durchmesser bis zu 50 nm, die Neurotransmitter enthalten.

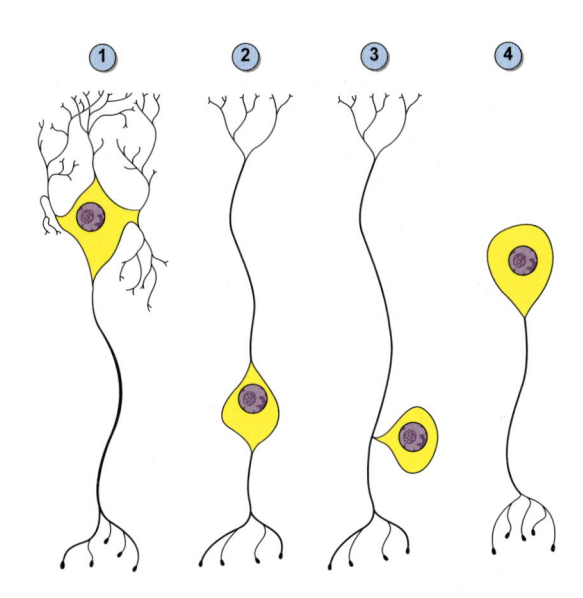

Abb. 1.9 Ausgewählte Neurontypen mit nach unten gerichtetem Axon: multipolar (1), bipolar (2), pseudounipolar (3) und unipolar (4) [R170-3]

Nicht proteinerge Neurotransmitter werden im Axonendknopf gebildet und dort auch in Vesikeln gespeichert. **Proteinerge Transmitter**, sog. **Neuropeptide**, werden hingegen im Perikaryon produziert und von dort das Axon entlang in den Axonendknopf transportiert.

Aktive Zone. Ein Aktionspotenzial, das den Axonendknopf erreicht, führt in der präsynaptischen Membran zur Öffnung von spannungsaktivierten Ca^{2+}-Kanälen mit Anstieg der zytosolischen Ca^{2+}-Konzentration und über eine Vernetzung von **SNARE-Proteinen** zur Fusion der synaptischen Vesikel mit der präsynaptischen Membran. Durch Exozytose wird der Neurotransmitter in den synaptischen Spalt freigesetzt. Die Membran der Vesikel wird durch Endozytose aus der präsynaptischen Membran zurückgewonnen.
Der Ort der Präsynapse, an dem die Freisetzung der Transmitter geschieht, erscheint unter dem EM ultrastrukturell verdichtet und wird als **aktive Zone** bezeichnet.

Synaptischer Spalt und postsynaptische Membran. Die Neurotransmitter diffundieren durch den ca. 20 nm breiten Spalt und binden an die Neurotransmitter-Rezeptoren der postsynaptischen Membran der Zielzelle. Aufgrund der dort konzentrierten Rezeptoren erscheint diese Membran verdichtet. Man spricht deshalb auch von **Postsynaptic densities**. Je nachdem, wo sich die postsynaptische Membran bei der Empfängerzelle befindet, wird die transmitterausschüttende Synapse unterschiedlich benannt:
- **Axodendritische Synapse**: Die postsynaptische Membran gehört zu einem Dendriten. Häufigster Fall
- **Axosomatische Synapse**: Die Erregung wird an das Perikaryon einer anderen Nervenzelle weitergegeben.
- **Axoaxonale Synapse**: Die Synapse knüpft an das Initialsegment oder Telodendron eines anderen Axons an.

Postsynaptische Signalweiterleitung. Binden die Neurotransmitter an die Rezeptoren der postsynaptischen Membran, öffnen sich dort die Ionenkanäle. Dies führt bei der postsynaptischen Membran entweder zu einer Depolarisation mit Entstehung eines Aktionspotenzials oder zu einer Hyperpolarisation mit Absenkung des Membranpotenzials, sodass die angesteuerte Nervenzelle schwerer zu erregen ist. Im Fall einer Depolarisation bezeichnet man die chemische Synapse daher als **exzitatorische** (erregen-

1 Allgemeine Histologie

de) **Synapse**. Die Erregung pflanzt sich Richtung Perikaryon und Axon fort (s. u.). Bei einer Hyperpolarisation spricht man von einer **inhibitorischen** (hemmenden) Synapse.

Aufgrund ultrastruktureller Unterschiede unterscheidet man zwischen **Gray-I-Synapsen** (Synapse vom asymmetrischen Typ), die runde Transmittervesikel enthalten und postsynaptisch eine breitere Verdichtung zeigen als präsynaptisch, und **Gray-II-Synapsen** (Synapse vom symmetrischen Typ) mit vielen ovalen Transmittervesikeln und gleich breiter prä- und postsynaptischer Verdichtung.

Neurotoxine von Bakterien, z. B. das **Tetanustoxin** von *Clostridium tetani*, werden über Endozytose in den präsynaptischen Axonendknopf aufgenommen und blockieren dort die SNARE-Proteine, sodass keine Transmitterexozytose mehr stattfinden kann. Das Tetanustoxin blockiert v. a. hemmende Synapsen im Rückenmark und verursacht dadurch schwerste Krämpfe.

Die Abgabe von Neuropeptiden über das Axonende an Kapillaren und damit den Blutkreislauf bezeichnet man als **Neurosekretion**. Da diese Neuropeptide ihre Zielzellen über die Blutbahn erreichen, handelt es sich hier definitionsgemäß um **Hormone**.

Elektrische Synapse

Bei elektrischen Synapsen handelt es sich um **Gap junctions**, die als spannungsgesteuerte, transmitterfreie Synapsen fungieren. Da sie die Nerven- und Muskelzellen direkt miteinander verbinden, ist eine schnelle, synchrone Weiterleitung der Aktionspotenziale gegeben. Häufig verteilt sich die Erregung ungerichtet zwischen den Zellen. Man spricht hier von einem **funktionellen Synzytium**.
Diese direkte Art der Verschaltung findet man seltener im Nervengewebe, z. B. vereinzelt in der Kleinhirnrinde. Weitaus häufiger kommen elektrische Synapsen zwischen glatten Muskelzellen und zwischen Kardiomyozyten vor.

Weitere ultrastrukturelle Bestandteile von Neuronen

Das gesamte Neuron hat ein stützendes Zytoskelett, bestehend aus **Neurofilamenten** (Intermediärfilamenten), **Neurotubuli** (Mikrotubuli) und Mikrofilamenten (Aktinfilamente). Neuro- und Mikrofilamente dienen der Stabilisierung der Zelle, Mikrotubuli und Mikrofilamente dem intrazellulären Transport von Nährstoffen, Peptiden und Zellorganellen.
Die Neurotubuli transportieren mithilfe des Motorproteins **Kinesin** z. B. Mitochondrien und leere oder mit Transmittern gefüllte Vesikel aus dem Perikaryon durch das Axon zu den einzelnen Synapsen. Die Transportgeschwindigkeit dabei ist hoch: bis zu 40 cm/d.
Abfallstoffe, nicht gebrauchte Membranfragmente und Mitochondrien aus den Synapsen und der dazwischenliegenden Strecke werden entlang der Neurotubuli mithilfe des Motorproteins **Dynein** mit einer geringeren Geschwindigkeit von 20 cm/d zurück zum Perikaryon gebracht. Stabilisiert werden die Neurotubuli durch mikrotubulusassoziierte Proteine (**MAP**), z. B. durch das **Tau-Protein** in den Axonen, welches seine stützende Funktion vor allem dadurch erfüllt, dass es den Zusammenbau der Tubuli reguliert.
Über die Mikrofilamente – in Verbindung mit Myosinen – erfolgt der Kurzstreckentransport und im Axonplasma der mit 0,4 cm/d langsame Transport von zytosolischen Bestandteilen, z. B. Enzymen für die Monoaminsynthese, zu den Axonendknöpfen.

Bei der **Alzheimer-Erkrankung** (Alzheimer-Demenz, Morbus Alzheimer) kommt es u. a. zu einer intrazellulären Ablagerung von hyperphosphorylierten Tau-Proteinen. Durch die Inaktivität dieses Proteins entsteht eine Destabilisierung der Mikrotubuli, was den intrazellulären, neuronalen Transport beeinträchtigt.

■ Glia

Die Glia (griech. Leim, Neuroglia) ist das interstitielle stützende Bindegewebe des ZNS und steht in enger räumlicher und funktioneller Verbindung zu den Neuronen. Quantitativ sind sie je nach Region in ZNS oder PNS zwischen 10- und 50-mal häufiger als Neurone.

Zu den vielfältigen Funktionen der Gliazellen gehören u. a. die Bildung der EZM, die Isolierung von Neuronen, Stoffwechseltransport.

Makrogliazellen. Entstammen wie die Neurone dem Neuroektoderm. Im ZNS gehören zu den Makrogliazellen die Astrozyten, Ependymzellen und Oligodendrozyten, im PNS sind es die Mantelzellen und Schwann-Zellen.

Mikrogliazellen. Eine Besonderheit unter den verschiedenen Gliazellen. Sie sind nicht neuroektodermaler, sondern **mesodermaler** Herkunft, daher auch die Bezeichnung **Mesogliazellen**. Es handelt sich um Zellen des Makrophagen-Phagozyten-Systems (MPS), die in das ZNS eingewandert sind. Die Mikrogliazellen sind die inflammatorischen Zellen des ZNS. Ihre Hauptaufgabe ist die aktive Immunabwehr des ZNS, da die Blut-Hirn-Schranke (BHS) für Antikörper unpassierbar ist. Die Pathogene werden durch Phagozytose beseitigt.

Astrozyten

Astrozyten haben einen sternförmig verzweigten Zellleib und füllen den spärlichen Extrazellularraum im Nervengewebe. Man unterscheidet zwei Typen:
- **Protoplastische Astrozyten** („Kurzstrahler") mit bis zu 25 μm großem Perikaryon und kurzen Zellfortsätzen, die sich überwiegend in der grauen Substanz finden
- **Fibrilläre Astrozyten** (**Faserglia**, „Langstrahler") mit bis zu 12 μm großem Perikaryon und längeren Zellfortsätzen, die nahezu ausschließlich in der weißen Substanz vorkommen.

Beide Typen exprimieren als reife Zellen **GFAP** (Glial fibrillary acidic protein, saures Gliafaserprotein), ein Intermediärfilament, das vermutlich die äußere Form und Beweglichkeit von Astrozyten bedingt. Astrozyten eines Typs sind untereinander netzwerkartig durch Gap junctions verbunden. Sie übernehmen die Stützfunktion des ZNS, regulieren die Homöostase des Extrazellularraums, phagozytieren Abfallstoffe und legen sich an neuronale Synapsen, wo sie überschüssige, neuronal nicht von der Präsynapse zurückgewonnene Transmitter aufnehmen. Darüber hinaus umschließen sie zur Isolierung lockerer markloser Nervenfasern des ZNS.
Eine ihrer wichtigsten Funktionen ist die Ausbildung dichter Schutzbarrieren:

- **Membrana limitans gliae superficialis**: äußere Oberfläche des ZNS; grenzt das ZNS von der weichen Hirnhaut ab
- **Membrana limitans gliae perivascularis**: ist Teil der BHS und umgibt deren Blutgefäße.

Astrozyten sind an der Entwicklung der Nervenzellen beteiligt: Sie synthetisieren **Neurotrophine**, die auf die Neurone wachstumsfördernd wirken, und dienen aussprossenden Neuronenfortsätzen als Leitschiene, an der diese sich zu weiter entfernten Zellen entlanghangeln.

Bei den **Radialgliazellen** handelt es sich um einen speziellen Astrozytentyp. Diese Zellen sind für die Entwicklung des ZNS entscheidend, da sie u. a. bei der Ausbildung des Gehirns Leitstruktur für die Wanderung junger Neurone sind.
Während sich die meisten von ihnen zu reifen Astrozyten differenzieren, lassen sich im adulten ZNS nur noch **Bergmann-Glia** im Kleinhirn und die **Müller-Zellen** der Retina als direkte Abkömmlinge der Radialglia identifizieren.
Ein weiterer spezieller Astrozytentyp sind die **Pituizyten**, die nur im Hypophysenhinterlappen (HHL) lokalisiert sind. Pituizyten beeinflussen den Transport, die Speicherung und die Freisetzung von Hormonen in den Nervenfasern.

Ependymzellen

Ependymzellen überziehen den Zentralkanal des Rückenmarks und die inneren Liquorräume einschließlich der Ventrikel im Gehirn. Es handelt sich um einschichtig kubische bis hochprismatische Zellen, die dicht mit Kinozilien und Mikrovilli besetzt sind. Sie sind durch Adhäsionskontakte und Gap junctions miteinander verbunden und bilden damit die innere Barriere des ZNS zwischen Hirngewebe und Liquor cerebrospinalis, die sog. **Membrana limitans interna**. Diese Membran ist allerdings keine vollständig hermetische Schranke.
Spezielle Ependymzellen wie das **Plexusepithel** bedecken den Plexus choroideus, den Ort der Liquorbildung. Bei ihnen handelt es sich um nahezu ausschließlich kubische Zellen mit Mikrovillibesatz, die durch Tight junctions so fest miteinander verbunden sind, dass sie das Plexusepithel

1 Allgemeine Histologie

regelrecht abdichten. Das Plexusepithel ist Teil der Blut-Liquor-Schranke (BLS). Andere spezielle Ependymzellen sind die **Tanyzyten** (→ Kap. 2, Nervensystem).

Oligodendrozyten
Kleine Gliazellen mit ultrastrukturell elektronendichtem Zytoplasma und zahlreichen Mikrotubuli. In der grauen Substanz umgeben sie wie Satellitenzellen die Nervenzellkörper. In der weißen Substanz reihen sich die Oligodendrozyten in Ketten hintereinander und sind durch Gap junctions und Tight junctions fest miteinander verbunden. Sie liegen den Axonen eng an und bilden die Myelinscheiden der Neurone des ZNS.

Weitere Makrogliazelltypen
Mantelzellen (Amphizyten, Satellitenzellen). Sie sind im PNS das Gegenstück zu den Astrozyten im ZNS. Epithelartig und mit einer nach außen reichenden Basallamina umgeben sie wie ein Mantel die Perikarya peripherer Ganglienzellen.

Schwann-Zellen (Lemnozyten). Bilden die Myelinscheiden der Axone von Neuronen des PNS.

■ Nervenfasern

Nervenfasern bestehen aus einem Axon, das eine Hülle aus Gliazellen umgibt, die der Isolierung, dem Sauerstofftransport und dem Schutz des Axons dient.

Markhaltige Nervenfasern
Nervenfasern werden als markhaltig, markreich, myelinisiert oder ummantelt bezeichnet, wenn ihr Axon von Myelinscheiden umgeben ist.

Entstehung einer Myelinscheide (Markscheide). Ein Oligodendrozyt oder eine Schwann-Zelle stülpt sich um das Axon herum ein. Danach beginnt sie, um das Axon herum zu kreisen, bis dieses spiralartig von zahlreichen Lagen (**Lamellen**) der Gliazelle umwickelt ist (→ Abb. 1.10). Eine Myelinscheide kann aus bis zu mehreren Hundert Wickellagen einer Gliazelle bestehen. Durch diesen Vorgang entstehen:

- Axonnah ein **inneres Mesaxon**: Rinne zwischen der innersten Einstülpung der Gliazelle am Axon und der nahe dem Axon liegenden innersten Wicklung
- Axonfern ein **äußeres Mesaxon**: Rinne zwischen äußerster Wickellage und dem übrigen Zellleib der Gliazelle.

In den einzelnen Wicklungen wird das Zytoplasma mitsamt Zellorganellen und Zellkern der Gliazelle zum überwiegenden Teil in den äußersten Wickelring verdrängt. Darüber hinaus bleibt ein schmaler **periaxonaler Zytoplasmasaum** in der zuerst gebildeten Wicklung bestehen.
In den eingewickelten Lamellen bleiben die Plasmamembranen der Gliazelle übrig, die in den Wicklungen eine besondere Zusammensetzung zeigen.

Ultrastrukturelle Zusammensetzung der Myelinscheide. Die Gesamtheit aller Lamellen wird als **Myelinscheide** (**Markscheide**) bezeichnet,

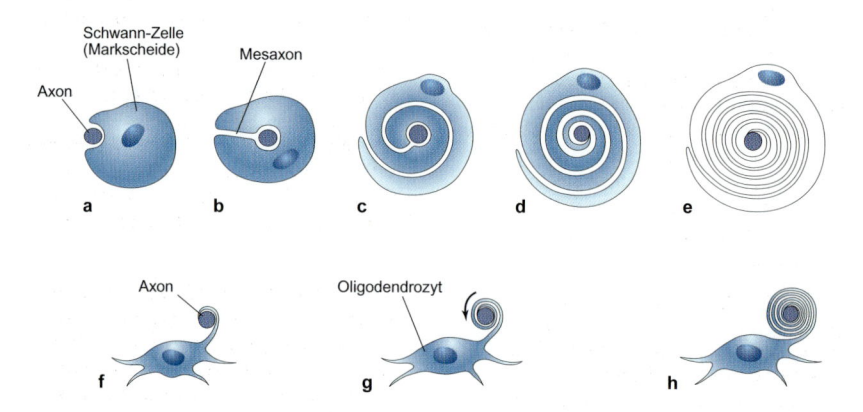

Abb. 1.10 Ausbildung der Myelinscheide im PNS (a–e) und ZNS (f–h) [R249]

die sich zu ca. 70 % aus Lipiden (Cholesterin, Glykolipide und Phospholipide) und zu 30 % aus Proteinen (Myelin-associated glycoprotein, Myelin basic protein, E-Cadherin etc.) zusammensetzt. Die Proteine sorgen v. a. für die Vernetzung der einzelnen Membranen miteinander. Unter dem EM erkennt man eine elektronendichte **Hauptlinie** und eine weniger elektronendichte **Intermediärlinie** mit einem Abstand von 12 nm zueinander. Bei der Hauptlinie handelt es sich um die miteinander verschmolzenen inneren Membranhälften des Wickelbands, bei der Intermediärlinie um dessen sich eng gegenüberliegende äußere Membranhälften.

Im Längsschnitt erkennt man Unterbrechungen zwischen den Myelinscheiden bzw. innerhalb einer Myelinscheide, die **Ranvier-Schnürringe (Nodi)** genannt werden. An diesen Punkten des Axons enden die Lamellen einer Gliazelle und die einer anderen beginnen. Ultrastrukturell weisen in diesem Bereich die einzelnen Lamellenwicklungen der Gliazellen nichtmyelinisierte zytoplasmahaltige Ausläufer auf, die sog. **paranodalen Zungen**. Diese sind durch Zonula-adhaerens-Kontakte sowie Gap und Tight junctions miteinander verbunden, wodurch ein Kurzschluss- und Versorgungsweg zwischen äußerem und paraaxonalem Zytoplasmabereich der Gliazelle hergestellt wird.

Die Plasmamembran der Axone ist an den Schnürringen von vielen Na^+-Kanälen durchzogen. Der von den Myelinscheiden umgebene Bereich des Axons zwischen zwei Schnürringen wird als **Internodium** (internodales Segment) bezeichnet. Ein Axon kann zwischen 0,2 und 2 mm lang sein.

Quer zur Faserrichtung innerhalb eines Internodiums verlaufende Spalten in der Myelinscheide werden als **Schmidt-Lantermann-Einkerbungen** bezeichnet; diese sind segmentierte Zytoplasmasäume der Schwann-Zelle mit ähnlicher Funktion wie die paranodalen Zungen. Die Säume sind durch Gap junctions verbunden, die eine Abkürzung beim Zellstoffwechsel sind, da der Stofftransport nicht dem Spiralverlauf der Lamellen folgen muss.

Aufbau der Myelinscheide im ZNS. Ein Oligodendrozyt bildet bis zu 50 Fortsätze, mit denen er bis zu 50 Myelinscheiden an bis zu 50 verschiedenen Axonen bilden kann. Pro Axon umhüllt er aber jeweils nur 1 Internodium. D. h., jedes Internodium einer Mylinscheide eines Axons entsteht aus dem Fortsatz eines anderen Oligodendrozyten. Äußerlich ist der Oligodendrozyt **nicht** von einer Basallamina umschlossen. Generell sind die Myelinscheiden dünner, und es sind weniger Schnürringe pro Axon vorhanden als im PNS. Zusätzlich überziehen Astrozytenfortsätze die Schnürringe.

Aufbau der Myelinscheide im PNS. Je eine Schwann-Zelle umhüllt jeweils ein Internodium eines Axons. Jede Schwann-Zelle wird außen von einer durchgehenden Basallamina umschlossen, die auf der dem Axon abgewandten Seite sich mit der Basallamina der benachbarten Schwann-Zelle jeweils zu einer durchgehenden Basallamina verbindet. Im Bereich der Ranvier-Schnürringe hat die Schwann-Zelle Mikrovilli ausgestülpt.

Einfluss der Myelinscheide auf die Erregungsleitungsgeschwindigkeit. Die isolierenden Myelinscheiden bewirken, dass die Erregung mit großer Schnelligkeit weitergeleitet wird, da sie nicht das Axon entlang läuft, sondern von Schnürring zu Schnürring (**saltatorische Erregungsleitung**) springt. Nur an diesen Stellen des Axons können Aktionspotenziale erzeugt werden.

Je dicker die Myelinscheiden der markhaltigen Nervenfaser, desto höher die Leitungsgeschwindigkeit: maximal 120 m/s. Im Gegensatz dazu beträgt die Leitungsgeschwindigkeit markloser Nervenfasern maximal 2 m/s.

Marklose Nervenfasern

Ist das Axon einer Nervenzelle myelinfrei, wird die Nervenfaser als marklos bezeichnet. Unmyelinisierte Axone sind dünner als Axone mit Myelinscheiden.

Marklose Nervenfasern werden im ZNS entweder locker von Astrozytenfortsätzen umfasst oder liegen frei. Im PNS bilden mehrere Axone, die gemeinsam in taschenförmigen **nichtmyelinisierten** Vertiefungen einer Schwann-Zelle liegen, eine marklose Nervenfaser (→ Abb. 1.10). Eine Schwann-Zelle begleitet die Axone über maximal 0,5 mm.

> Bei **Multipler Sklerose** (Encephalomyelitis disseminata, MS) kommt es zur entzündlichen, herdförmigen Entmarkung von Nervenfasern im ZNS. Ursache dafür scheint eine Autoimmunreaktion gegen Proteine des Myelins der Oligodendrozyten zu sein.

1 Allgemeine Histologie

■ CHECK-UP
☐ Welche Makrogliazellen gibt es im ZNS? Benennen Sie die unterschiedlichen Funktionen!
☐ Welchem Zweck dienen Mikrogliazellen?
☐ Beschreiben Sie die Kernpunkte des Aufbaus markhaltiger Nervenfasern zunächst allgemein und dann für das PNS!

2 Histologie der Organe

- Blut und Herz-Kreislauf-System 35
- Lymphatisches System 42
- Atmungsorgane 47
- Verdauungsapparat 51
- Endokrine Organe 62
- Harnorgane 67
- Weibliche Geschlechtsorgane 72
- Männliche Geschlechtsorgane 77
- Nervensystem 80
- Sehorgan 86
- Hör- und Gleichgewichtsorgan 92
- Haut und Hautanhangsgebilde 95

Blut und Herz-Kreislauf-System

Blutzellen

Blutzellen sind der zelluläre Teil des Bluts. Sie werden im Knochenmark gebildet. Im gesamten Herz- und Kreislaufsystem eines erwachsenen Menschen zirkulieren 4–6 l Blut. Die Zellen machen hierbei 43–48 % des Gesamtvolumens aus. Diesen Wert bezeichnet man als **Hämatokrit**.

Erythrozyten

Erythrozyten sind kern- und organellose Zellen. Pro Mikroliter enthält das Blut von ihnen zwischen 4,6 Mio. bei Frauen und 5,1 Mio. bei Männern. Sie werden in einem etwa acht Tage dauernden Prozess aus kernhaltigen Vorstufen im Knochenmark gebildet und haben eine Lebensdauer von 120 Tagen, bis sie von Makrophagen aus Leber und Milz überwiegend durch Phagozytose beseitigt werden. Sie haben einen Durchmesser von 7,5 µm, sind bikonkav geformt, mit einer zentralen Dicke von 1 µm und einer peripheren Dicke von ca. 2 µm. Ein Membranskelett aus Aktin und Spektrin, das mit integralen Proteinen der Zellmembran verbunden ist, hält diese gebogene Form aufrecht und macht sie passiv verformbar. Aufgaben der Erythrozyten sind:
- O_2-**Transport** mittels **Hämoglobin**: Da die Erythrozyten reich an Hämoglobin sind, färben sie sich mit dem Eosin der Pappenheim-Färbung intensiv rot an.
- CO_2-**Transport**
- Die Glykokalix der Erythrozyten ist der wesentliche Träger des **AB0-Blutgruppensystems**.

Eine Verminderung der Erythrozytenzahl unter die Norm wird als **Anämie** bezeichnet. Weiter werden die Anämien nach dem

2 Histologie der Organe

Hämoglobingehalt in **hypochrom** und **hyperchrom** unterteilt sowie nach der Größe der Erythrozyten in **mikro-, normo-** und **makrozytär**.

Leukozyten

Das Blut eines gesunden Menschen enthält 4.000–10.000 dieser Zellen pro µl. Zu den Leukozyten gehören Granulozyten, Lymphozyten und Monozyten, die allesamt der körpereigenen Abwehr dienen. Nach eintägiger Zirkulation im Blut verlassen sie über postkapilläre Venolen den Blutstrom, um ins Interstitium überzutreten. Dazu **rollen** sie zunächst auf dem Endothel durch lockere Bindung ihrer **Selektinliganden** an **Selektine** auf der Oberfläche des Endothels entlang. Schließlich **adhärieren** sie mittels **Integrinen** fest an weitere Adhäsionsmoleküle der Endothelzellen. Ein Teil der Adhäsionsmoleküle wird erst aufgrund bestimmter Stimuli auf der Oberfläche präsentiert. Solche Stimuli sind häufig sezernierte lösliche Proteine, sog. **Zytokine**. Zuletzt durchwandern die Leukozyten das Endothel entweder trans- oder interzellulär (**Diapedese**) und gelangen, durch **Chemokine** (Zellen anlockende Zytokine) gesteuert, an den Ort, an dem sie gebraucht werden. Alle Leukozyten bis auf die Lymphozyten verbleiben anschließend bis zu ihrem Untergang im Interstitium.

Granulozyten Die Lebensdauer liegt nach einer maximal achttägigen Entstehungsphase im Knochenmark bei ca. 2–3 Tagen. Junge, noch nicht voll ausgereifte Zellen haben einen C-förmigen Kern und werden als **stabkernige Granulozyten** bezeichnet. Hingegen haben ältere Zellen, sog. **segmentkernige Granulozyten**, einen segmentierten oder gelappten Kern, dessen Segmente nur noch über dünne Chromatinbrücken miteinander verbunden sind. Sie machen 60–70 % aller weißen Blutkörperchen aus und sind reich an **Granula**. Der Inhalt der Granula lässt sich mittels der Pappenheim-Färbung differenzieren. Der jeweilige Inhalt kennzeichnet einen bestimmten Granulozytentyp:

- **Saurer Inhalt**: reagiert mit basischem Azur und Methylenblau. Die blaue Anfärbung ist der Nachweis für **basophile** Granulozyten. Diese bilden einen Anteil von < 1 % der Granulozyten und haben einen Durchmesser von 10 µm. Ihre Granula überdecken meist den Kern und enthalten v. a. **Heparin, Histamin** und **Leukotriene**. Nach Stimulation geben sie ihre Inhaltsstoffe nach außen ab (**Degranulation**), wodurch sie die typischen Reaktionen der Sofortallergie auslösen. Angestoßen wird die Degranulation durch Bindung und Kreuzvernetzung von IgE-Antikörpern. Daneben sind sie an der Wurmlarvenabwehr beteiligt.
- **Basischer Inhalt**: reagiert mit saurem Eosin. Die rote Anfärbung ist der Nachweis für **eosinophile** Granulozyten. Sie haben einen Durchmesser von 12 µm und einen meist zweigelappten Zellkern. 3 % aller Granulozyten beim gesunden Menschen sind eosinophile Granulozyten. Sie sind zwar in der Lage zu phagozytieren, neigen aber eher zur Degranulation. Ihre Granula haben ein kristalloides Zentrum und enthalten u. a. Major basic protein (MBP), Eosinophil cationic protein (ECP), Eosinophil-derived neurotoxin (EDN) und lysosomale Enzyme, die der Parasitenabwehr v. a. von Wurmlarven dienen und eine Rolle bei der Sofortallergie spielen.
- **Gemischter Inhalt**: reagiert leicht mit Azur, Methylenblau und Eosin. Die schwach rosa Anfärbung weist **neutrophile** Granulozyten (**Neutrophile, Mikrophagen**) nach. Sie machen ca. 90 % aller Granulozyten aus und haben einen Durchmesser von bis zu 12 µm. Bei reifen neutrophilen Granulozyten besteht der Zellkern aus bis zu vier Segmenten. 10 % dieser Zellen zirkulieren frei im Blut, 90 % befinden sich im Knochenmark als Knochenmarkreserve oder liegen dem Endothel großer Venen an, wo sie dann als **marginaler Pool** bezeichnet werden. Man kann sie als Allroundzellen der **akuten unspezifischen** (angeborenen, natürlichen) **Abwehr** bezeichnen, die in der Lage sind, die verschiedensten Arten von Mikroorganismen, v. a. Bakterien, zu phagozytieren und anschließend abzutöten. Unter den Granulozyten sind sie am stärksten befähigt, toxische Sauerstoffradikale zu bilden (**Respiratory burst**).

Lymphozyten Lymphozyten sind runde Zellen mit rundem, stark basophilem Kern. Je nach Ausprägung des in der Pappenheim-Färbung hellblauen Zytoplasmasaums unterscheidet man zwischen den häufigen kleinen Lymphozyten mit einem Durchmesser bis 7 µm und den bis zu 15 µm messenden mittelgroßen bis großen Lymphozyten. Im peripheren Blut machen sie rund 30 % aller Leukozyten aus. Sie sind integraler Bestandteil der **spezifischen** (adaptiven, erworbe-

nen) **Abwehr** und zur **spezifischen Antigenerkennung** imstande. Im peripheren Blut eines gesunden erwachsenen Menschen befinden sich:
- 75 % **T-Lymphozyten** für die spezifische zelluläre Immunität
- 15 % **B-Lymphozyten** für die spezifische humorale Immunität
- 10 % **natürliche Killerzellen** (NK-Zellen) zur Abwehr von virusinfizierten Zellen und Tumorzellen.

Während ihres Monate bis Jahre dauernden Lebens zirkulieren sie immer wieder zwischen Blut, Lymphsystem – Lymphgefäßen und -organen – und dem übrigen Interstitium des Körpers.

Monozyten Mit einem maximalen Durchmesser von 20 µm sind Monozyten die größten Zellen des peripheren Bluts. Ihr Anteil beträgt ca. 4–8 % aller Leukozyten. Sie haben einen nierenförmigen, nichtsegmentierten Kern und in der Pappenheim-Färbung ein blaugraues Zytoplasma. Nach Auswanderung in das Interstitium differenzieren sie sich zu mehrere Monate lebensund auch noch teilungsfähigen **Makrophagen** (**Histiozyten**, mononukleäre Phagozyten) mit pleomorphen Kernen und einem an Lysosomen reichen Zytoplasma. Ihre Aufgaben sind Phagozytose, Antigenpräsentation für T-Zellen, Zytokinsekretion und Mitarbeit bei der Wundheilung. Alle Makrophagen des menschlichen Körpers werden zum **mononukleär-phagozytären System** (MPS, altes Syn. retikuloendotheliales System, RES) gerechnet.

Aktivierungsmechanismen von Mikro- und Makrophagen.
- **Opsonine**: Proteine, die in Form von Antikörpern oder Komplementfaktoren vorkommen, indem sie Antigene wie z. B. Bakterien den Rezeptoren der Neutrophilen und Makrophagen präsentiert, erhöhen sie deren phagozytotische Aktivität.
- Mikroorganismen: Sie aktivieren die **Mannoserezeptoren** auf Neutrophilen und Makrophagen durch Mikroorganismen und steigern dadurch ebenfalls die Phagozytose-Aktivität der Fresszellen.
- Aktivierung von **Toll-like-Rezeptoren** durch z. B. bakterielles Lipopolysaccharid oder bakterielles Flagellin auf Neutrophilen und Makrophagen: führt zur vermehrten Sekretion proinflammatorischer Zytokine.

Bei vielen Krankheiten, z. B. Infektionen, kommt es zu einer Vermehrung der Leukozyten im Blut (**Leukozytose**).

Thrombozyten

Thrombozyten sind kernlose Abschnürungen der Megakaryozyten. Ein Mikroliter Blut enthält rund 150.000–400.000 dieser Blutplättchen, die eine zentrale Rolle bei der **Hämostase** (Blutgerinnung) spielen. Sie haben einen Durchmesser von knapp 2–3 µm und sind bikonvex geformt. Thrombozyten zirkulieren maximal 10 Tage im Blut und werden anschließend von Leber- und Milzmakrophagen durch Phagozytose eliminiert.

Granulomer. Das im Zentrum des Thrombozyten gelegene Zytoplasma wird als Granulomer bezeichnet. Neben Mitochondrien und Glykogengranula enthält es Lysosomen und Speichergranula. Bei den Speichergranula unterscheidet man:
- Helle **α-Granula**: enthalten u. a. **Fibrinogen, Fibronektin** und **Von-Willebrand-Faktor**, die der Adhäsion und Aggregation der Thrombozyten bei Gefäßverletzungen dienen. Des Weiteren enthalten sie **PDGF** (Platelet-derived growth factor), der die Wundheilung initiiert.
- **Elektronendichte Granula**: enthalten **ADP** und **Ca^{2+}**, die ebenfalls der Aggregation dienen, sowie vasokonstriktorisch wirkendes **Serotonin**. Diese Stoffe werden von den Thrombozyten bei der Hämostase ausgeschüttet.

Hyalomer. Bezeichnung für das periphere Zytoplasma. Es enthält zahlreiche Mikrotubuli, die die Ruheform stützen, sowie ein **Aktin-Myosin-Netz**, das dem Thrombozyten nach Aktivierung bei der Hämostase Kontraktionsfähigkeit verleiht.

Zellmembran. Sie enthält Rezeptoren, die der Anheftung und Vernetzung der Thrombozyten bei der Hämostase dienen. Die an einigen Stellen bis zum Granulomer eingestülpte Zellmembran wird als **offenes Kanälchensystem** bezeichnet. Das System erleichtert die Freisetzung der Granulainhaltsstoffe bei der Aktivierung der Thrombozyten.

2 Histologie der Organe

Eine Reduktion der Thrombozyten im Blut (unter 50.000/µl) wird als **Thrombozytopenie** bezeichnet. Sie führt zu einer erhöhten Blutungsgefahr.

■ Knochenmark

Das Knochenmark füllt die inneren Hohlräume aller Knochen des menschlichen Körpers aus und steht über **Aa. nutriciae** mit dem Blutkreislauf in Verbindung. Das Grundgerüst des Knochemarks ist aus Retikulumzellen aufgebaut, in das retikuläres Bindegewebe eingebettet ist. Bei den Retikulumzellen wird zwischen fibroblastischen und fettbeladenen Zellen unterschieden.

- In den weiten Räumen des hämatopoetisch aktiven **roten Knochenmarks** findet zwischen den **fibroblastischen Retikulumzellen** die im dritten Schwangerschaftsmonat beginnende und dann dort lebenslang anhaltende Hämatopoese statt.
- **Fettbeladene Retikulumzellen** dienen als Platzhalter und schaffen bei erhöhtem Bedarf an Blutzellen durch Abgabe des Speicherfetts Raum für die Hämatopoese. Sie dominieren im **gelben Mark**, das nicht in die Blutzellbildung involviert ist. Fettbeladene Retikulumzellen sind **keine** Adipozyten!

Die Verteilung von rotem und gelbem Mark ist altersabhängig verschieden. Beim Kind füllt das rote Mark alle Knochen aus, mit zunehmendem Alter nur noch bestimmte Knochen, z. B. Beckenkamm, Brustbein sowie proximaler Oberarm- und Oberschenkelknochen.

Weitere generelle Bestandteile des Knochenmarks sind **Sinus**. Dabei handelt es sich um Kapillaren mit Endothel vom diskontinuierlichen Typ mit bis zu 3 µm großen Fenstern. Die Kapillaren speisen sich aus den versorgenden Blutgefäßen und transportieren – im Fall des roten Knochenmarks – reife, neu gebildete Blutzellen wie auch die **Knochenmarkmakrophagen**, die durch Apoptose untergegangenen Blutvorläuferzellen phagozytieren und eine stimulierende Funktion bei der Erythropoese haben.

■ Blutzellbildung

Ursprung der Blutzellbildung ist die **hämatopoetische Stammzelle** des Knochenmarks. Diese multipotente, dem Endost anliegende Zelle hat lebenslang die Potenz, sich selbst zu erneuern und zu differenzieren. Allerdings hat sie selbst nur eine geringe mitotische Aktivität. Jedoch entwickeln sich aus ihr stärker mitotisch aktive **multipotente Progenitorzellen**, die lymphatische und myeloische Progenitorzellen hervorbringen.

Lymphatische Progenitorzelle. Hieraus entwickeln sich T- und B-Lymphozyten. T-Lymphozyten wandern bereits auf einer frühen Entwicklungsstufe aus dem Knochenmark aus und in die Thymusrinde ein.
B-Lymphozyten hingegen bleiben im Knochenmark und reifen hier antigenunabhängig heran. Erst dann besiedeln sie die sekundären lymphatischen Organe. Da B-Lymphozyten bei Vögeln in der **Bursa fabricii** heranreifen, werden diese Zellen auch beim Menschen als B-Lymphozyten bezeichnet.
NK-Zellen scheinen sowohl im Knochenmark als auch im Thymus heranzureifen.

Myeloische Progenitorzelle. Aus ihr gehen **Colony forming units** (CFU) hervor, und daraus entwickeln sich reife Erythrozyten, Granulozyten, Monozyten, Thrombozyten, aber auch Mastzellen.

Steuerung der Blutzellbildung. Die Entwicklung der einzelnen Blutzellen steht unter dem Einfluss von **Zytokinen**. Jene, die Einfluss auf die CFU haben, werden auch als **Colony stimulating factors** (CSF) bezeichnet. Der Ursprung der Zytokine liegt überwiegend in den Retikulumzellen und den Knochenmarkmakrophagen. Die Stammzelle erhält darüber hinaus Überlebenssignale von nahe liegenden Osteoblasten.

Erythropoetin, das überwiegend aus der Niere stammt, wirkt außerdem stimulierend auf die Erythropoese (Bildung roter Blutkörperchen). Die Thrombozytopoese wird durch das von Hepatozyten gebildete **Thrombopoetin** gefördert.

> In Rahmen einer gesteigerten Hämatopoese, z. B. nach einer stärkeren Blutung, tauchen vermehrt **Retikulozyten**, die Vorläuferzellen der Erythrozyten (normal < 1 % aller zirkulierenden Erythrozyten) im peripheren Blut auf. Sie enthalten Reste von Polyribosomen (**Substantia granulofilamentosa**).

Als **reaktive Linksverschiebung** wird ein vermehrtes Auftreten stabkerniger Granulozyten im peripheren Blut bezeichnet, die auf einen erhöhten Bedarf an Phagozyten hindeutet und Ausdruck einer bakteriellen Infektion sein kann.

■ Herz

Endokard
Das Endokard ist die innere Wandschicht. Es kleidet die Kammern und Vorhöfe der Herzhöhlen aus und bedeckt die Herzklappen, Sehnenfäden und Papillarmuskeln. Es besteht aus:
- Endothel
- Subendotheliale Bindegewebsschicht: liegt unter dem Endothel und besteht aus kollagenen und elastischen Fasern. Beide Schichten – Endothel und Bindegewebe – setzen sich in die Intima der Blutgefäße fort.
- Subendokardiale Bindegewebsschicht: liegt unter dem subendothelialen Bindegewebe und ist mit dem Myokard verbunden. Es enthält Blutgefäße, Nerven sowie Fasern des Reizleitungssystems.

Myokard
Das Myokard ist die mittlere und dickste Wandschicht des Herzens und besteht aus zwei Typen von Kardiomyozyten, die durch End-zu-End-Verbindungen an den Glanzstreifen zu einem funktionellen Synzytium verbunden sind:
- Die Kardiomyozyten, die der Kontraktion dienen und das **Arbeitsmyokard** bilden, machen den deutlich größeren Teil des Myokards aus.
- Zu einem kleinen Teil sind Kardiomyozyten vorhanden, die der Erregungsbildung und -leitung dienen.

Das Bindegewebe des Myokards steht mit dem Bindegewebe des Endo- und Epikards in Verbindung. Es wird als **Endomysium** bezeichnet und führt die zu den Kardiomyozyten parallel verlaufenden Kapillaren, die zahlenmäßig in etwa der Anzahl der Kardiomyozyten entsprechen.

Epikard
Das Epikard ist die Außenschicht des Herzens. Es besteht aus Mesothel, einer bindegewebigen Schicht und einer subepikardialen Fettschicht. Als viszerales Blatt überzieht es die Außenfläche des Herzens.

Weitere Strukturen
Herzskelett. Platte aus straffem kollagenem Bindegewebe, die bis auf Ausnahmen wie die durchlaufenden akzessorischen Leitungsbahnen und das His-Bündel das Myokard der Atrien und Ventrikel vollständig voneinander trennt und damit elektrisch voneinander isoliert. Es ist darüber hinaus der Ursprung des Arbeitsmyokards. An vier verstärkten Faserringen innerhalb des Skeletts, den sog. **Anuli fibrosi**, sind die Herzklappen befestigt.

Herzklappen. Sie sind vom Endothel überzogen und enthalten viel kollagenes Bindegewebe mit elastischen Fasern (Fibrillen), weshalb das Bindegewebe hier auch als **Fibrosa** bezeichnet wird. Die Herzklappen sind gefäß- und muskelfrei.

Erregungsbildungssystem und -leitungssystem. Dieses System wird von **modifizierten** großen Kardiomyozyten gebildet. Die Zellen sind arm an Mitochondrien und Myofibrillen, dafür aber mit großen Energiereserven ausgestattet in Form von reichlich Glykogen. Dadurch sind sie bereits lichtmikroskopisch in Standardschnitten von Zellen des Arbeitsmyokards zu unterscheiden. Sie können elektrische Impulse in Form von Erregungen autonom auslösen und weiterleiten. Auf diese Weise koordinieren sie das zeitlich und räumlich geordnete Kontraktionsspiel in den einzelnen Bereichen des Herzens.

■ Blutgefäße

Blutgefäßwand
Nahezu alle Blutgefäße haben folgende histomorphologische Strukturen gemein:
- **Endothel:** einschichtiges Plattenepithel, das alle Blutgefäße auskleidet. Tight junctions, Gap junctions und Zonulae adhaerentes verbinden die einzelnen Endothelzellen miteinander und verhindern so den Durchtritt von Plasmabestandteilen. Makromoleküle können nun durch Caveolae und zytoplasmatische Vesikel durch das Endothel treten.
Durch die Oberflächenexpression von Adhäsionsmolekülen spielt das Endothel zudem eine wichtige Rolle bei der Leukozytenemigration. Daneben reguliert es die Gefäßweite, indem es über Gap junctions mit Tunica-media-Myozyten in Kontakt steht und Mediatoren sezerniert, die sowohl gefäßverengend

wirken, z. B. Endothelin, als auch gefäßerweiternd, z. B. NO.
Des Weiteren wirkt das Endothel durch Bildung des Von-Willebrand-Faktors an der Blutgerinnung mit. Der Von-Willebrand-Faktor wird in den **Weibel-Palade-Granula** der Endothelzellen auf Vorrat gespeichert.
- **Glatte Muskulatur**
- **EZM**: bestehend aus Kollagenfasern, elastischen Fasern und Proteoglykanen.

Alle Blutgefäße mit Ausnahme derer, die zur Mikrozirkulation zählen, zeigen folgende Wandung:
- **Tunica intima** (Intima): innere, luminal gelegene Schicht. Besteht aus Endothel, das einer Basallamina aufsitzt, und dem darunterliegenden subendothelialen Bindegewebe mit Fibroblasten, Abwehrzellen und glatten Muskelzellen
- **Tunica media** (Media): besteht aus zirkulär verlaufenden glatten Muskelzellen und aus von diesen Zellen gebildeter EZM
- **Tunica adventitia** (**Tunica externa**, Adventitia): äußere Schicht. Besteht hauptsächlich aus kollagenem und elastischem Bindegewebe. In ihr finden sich in wechselnder Dichte **Vasa vasorum**, die der Ernährung größerer Gefäße dienen, und **postganglionäre Axone** des vegetativen Nervensystems zur Innervation der Tunica-media-Myozyten.

Arterien

Arterien vom elastischen Typ. Die herznahen großen Arterien wie Aorta und Truncus pulmonalis sowie deren größere Äste. Im peripheren Verlauf geht dieser Bautyp in den muskulären über. Die wichtigste Aufgabe der Arterien vom elastischen Typ ist die **Windkesselfunktion**: Durch ihre elastische Bauweise wird ein Teil des Blutvolumens, das aus dem linken Ventrikel während der Systole stoßweise ausgeworfen wird, zurückzuhalten und kontinuierlich während der Diastole an die Peripherie abzugeben. Die Intima dieser Gefäße hat eine sehr ausgeprägte subendotheliale Schicht. Zwischen ihr und der Tunica media findet sich die **Membrana elastica interna**. Die Tunica media enthält viele elastische Membranen sowie dazwischen befindliche glatte Muskelzellen. Von beiden gibt es zahlreiche Schichten. Insgesamt besteht die Tunica media aus bis zu 50–60 solcher Schichten. Daneben finden sich Kollagenfasern und Proteoglykane. Die **Membrana elastica externa** trennt die Tunica media von der Tunica adventitia, die Fibroblasten, Kollagenfasern sowie elastische Fasern enthält und nicht so ausgeprägt ist wie bei Arterien vom muskulären Typ.

Arterien vom muskulären Typ. Ihre Intima ist meist dünner als die der Arterien vom elastischen Typ und erscheint in histologischen Präparaten aufgrund der Fixierung im kontrahierten Zustand gewellt (→ Abb. 2.1). Im subendothelialen Bindegewebe lassen sich manchmal aus der Tunica media stammende glatte Muskelzellen finden. Die Tunica media ist hier besonders ausgeprägt und enthält 3–40 Schichten zirkulär verlaufender Muskelzellen. Die Tunica adventitia kann dicker sein als die Tunica media.

Arteriolen

Arteriolen sind für die Regulierung des **peripheren Widerstands** zuständig und werden deshalb auch als **Widerstandsgefäße** bezeichnet. Sie haben einen Durchmesser von 40–200 µm. Ihre Tunica intima ist recht dünn, das subendotheliale Bindegewebe kann fehlen. Die Membrana elastica interna ist lückenhaft vorhanden. Die Muskelzellen der Tunica media sind in maximal zwei Schichten angeordnet, weiter in der Peripherie bilden sie nur noch eine einzige Muskelzellschicht. Eine Membrana elastica externa ist nicht vorhanden. Die Tunica adventitia besteht auch hier aus kollagenen und elastischen Fasern.

Kapillaren

Kapillaren sind die dünnsten Blutgefäße. Sie folgen auf die Arteriolen. Da sie miteinander **anastomosieren**, bilden sie ein dreidimensionales Netz. Die Kapillaren haben einen Durchmesser

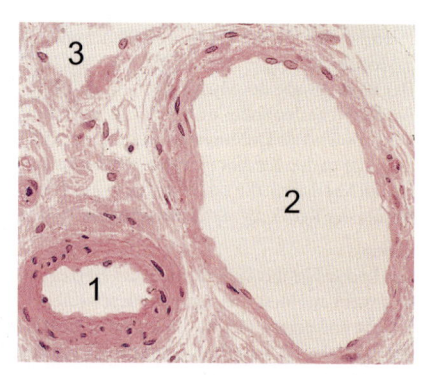

Abb. 2.1 Kleine Arterie (1), Vene (2) und Lymphgefäß (3) in der Übersicht (Querschnitt, H.E., 200-fach) [M375]

von 6–12 μm und bestehen hauptsächlich aus Endothel, Basallamina und Perizyten.

Perizyten sitzen den Kapillaren außen auf und umgeben mit ihren langen Fortsätzen die Basallamina. Da es sich um kontraktile Zellen handelt, sind sie in der Lage, die Weite des Gefäßlumens zu beeinflussen und die Gefäßwand zu stabilisieren. Daneben wirken sie nach Verletzungen bei der Entwicklung und Neubildung von Kapillaren mit und verhindern ein überschießendes Wachstum.

Kapillartypen. Elektronenmikroskopisch lassen sich drei Kapillartypen unterscheiden (→ Abb. 2.2):
- **Kapillaren mit Endothel vom geschlossenen Typ**: kontinuierliches Endothel ohne Unterbrechungen. Kapillaren mit durchgehender Basallamina. Vorkommen: z. B. Lunge, Skelett- und Herzmuskulatur, ZNS ohne Plexus choroideus
- **Kapillaren mit Endothel vom gefensterten Typ**: lückenhaftes Endothel, das etwa 70 nm große Endothelfenster hat, die mit einem Diaphragma ausgekleidet sind. Dennoch weist die Basallamina keine Lücken auf. Vorkommen: endokrine Organe, Niere, Darm, Plexus choroideus
- **Kapillaren mit Endothel vom diskontinuierlichen Typ**: Endothel mit offenen Poren oder Fenstern ohne Diaphragma und ohne Basallamina. Vorkommen: Knochenmark und Milzsinus, Lebersinusoide.

Transportvorgänge. Mit ihrer Gesamtoberfläche von **700 m²** sowie ihrer dünnen Wandschicht und der langsamen Blutströmung ist es den Kapillaren möglich, dem Gas- und Sauerstofftransport zu dienen. Dieser findet entweder auf **para-** oder **transzellulärem Weg** statt. Da die Kapillaren durch Zellkontakte wie Gap junctions, Tight junctions und Zonulae adhaerentes miteinander verbunden sind, hängt der parazelluläre Weg von diesen Verbindungen ab. Der transzelluläre Weg ist vom Endotheltyp der Kapillaren abhängig. Das Endothel vom geschlossenen Typ ermöglicht mittels Caveolae und zytoplasmatischen Vesikeln den Durchtritt großer Moleküle durch Transzytose. Das Endothel vom gefensterten Typ hat neben den Caveolae und den zytoplasmatischen Vesikeln Fenster mit Diaphragmata. Das Diaphragma besteht aus Speichen, wobei die Speichenlücken für Wasser, Proteine und kleine gelöste Moleküle durchlässig sind.

In Leber, Milz, Knochenmark und einzelnen endokrinen Organen kommen **Sinusoide** vor, bei denen es sich um weitlumige diskontinuierliche Kapillaren handelt. Sie weisen z. B. in der Leber große Fenster auf, die weder Diaphragmata noch

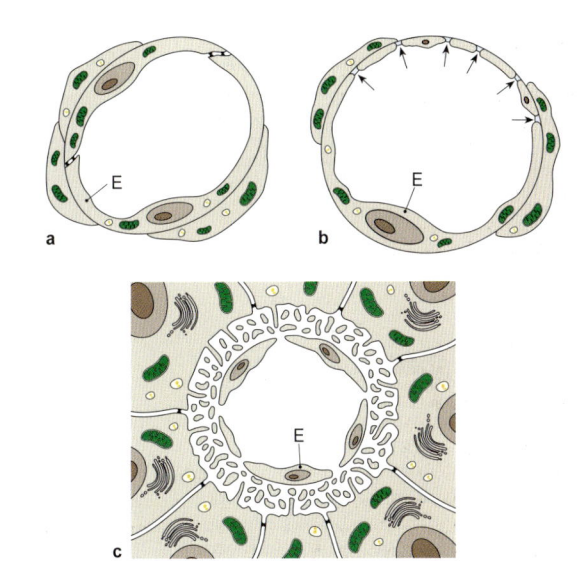

Abb. 2.2 Kapillartypen (Schema):
a = geschlossener Typ,
b = gefensterter Typ,
c = diskontinuierlicher Typ,
→ = Fenster mit Diaphragma,
E = Endothelzelle (E) [L141]

2 Histologie der Organe

eine Basallamina haben. Die Fenster sind für fast alle Plasmabestandteile durchgängig.

Venolen
Venolen unterteilt man in postkapillär und muskulär. Die **postkapillären Venolen** mit einem Durchmesser von 15–30 µm ähneln im Aufbau sehr den Kapillaren; auch sie bestehen aus Endothel, Basallamina und Perizyten. Aufgrund der hier bestehenden undichten Zellkontakte ist die Permeabilität ausgeprägt. Zudem findet hier die Leukozytenemigration statt. Die **muskulären Venolen** mit einem größeren Durchmesser von 50–100 µm haben einen teilweise lückenhaften Muskelzellmantel, der ein- oder zweischichtig angeordnet ist.

Venen
Die Tunica intima der Venen (→ Abb. 2.1) ist i. d. R. genauso gut ausgebildet wie die der Arterien. Die Membrana elastica interna zeigt, sofern überhaupt vorhanden, einen diskontinuierlichen Verlauf. Die Tunica media besteht aus nur wenigen Schichten glatter Muskelzellen, Kollagenfasern und elastischen Fasern. Je nach Lokalisation der Vene zeigt die Tunica media entweder einen dünnen und muskelschwachen Aufbau, so z. B. bei den Bauchraumvenen, oder ist aufgrund des höheren hydrostatischen Drucks sehr dick wie z. B. bei den Beinvenen. Die Tunica media fehlt z. B. in den Sinus durae matris im Gehirn. Die Muskelzellen der Tunica media verlaufen entweder zirkulär oder longitudinal. Zwischen ihnen befinden sich wesentlich mehr kollagenes Bindegewebe und elastische Fasern als in den Arterien. Die Tunica adventitia ist breiter als in den Arterien. Sie besteht hauptsächlich aus Bindegewebe und enthält weitaus mehr Vasa vasorum als ihr Pendant in den Arterien. Die Innervation ist nicht so dicht.
Im Veneninnern befinden sich **Klappen** – Duplikaturen der Tunica intima –, damit das Blut aus den Extremitäten nicht in die Peripherie zurückfließt.

■ Lymphgefäße

Lymphkapillaren beginnen blind im Interstitium. Sie bestehen aus flachen Endothelzellen, die durch Zellkontakte miteinander verbunden sind und stellenweise Lücken aufweisen, durch welche Flüssigkeit, Proteine, Chylomikronen sowie andere Zellen und Moleküle hindurchtreten können. Eine Basallamina ist höchstens fragmentarisch vorhanden. Durch die an der adluminalen Plasmamembran ansetzenden **Ankerfilamente** aus Fibrillin werden die Lymphkapillaren offen gehalten.
Aus den Lymphkapillaren fließt die Lymphe weiter über Zwischengefäße und Lymphknoten zu den Sammelgefäßen (→ Abb. 2.1). Diese zeigen einen, den kleinen Venen ähnlichen Aufbau aus Endothel, Basallamina, dünner Tunica mucosa und Tunica adventitia. Die Tunica mucosa fungiert als Muskelpumpe beim Transport der Lymphe. Zusätzlich finden sich **Klappen**, die den Rückfluss der Lymphflüssigkeit verhindern sollen.

■ CHECK-UP

- ☐ Welche Formen von Granulozyten gibt es? Stellen Sie ihre morphologischen und funktionellen Unterschiede heraus!
- ☐ Beschreiben Sie die morphologischen Unterschiede von Arterien des muskulären und elastischen Typs! Wo im menschlichen Körper findet man welchen Typ?
- ☐ Beschreiben Sie die wesentlichen Unterschiede der verschiedenen Kapillartypen!

Lymphatisches System

Das lymphatische System gliedert sich in die primären lymphatischen und sekundären lymphatischen Organe. Zu den primären lymphatischen Organen gehören Thymus und Knochenmark. Hier findet die Proliferation (Zellvermehrung) und immunologische Prägung der Lymphozyten statt.

In die sekundären lymphatischen Organe wandern Immunzellen zur spezifischen Abwehr ein.

■ Thymus

Aufgaben
Der Thymus ist der Entwicklungsort immunkompetenter **T-Lymphozyten** (Thymuslympho-

zyten). Aus diesem Grund wird er den primären lymphatischen Organen zugeordnet. Bei der Reifung durchlaufen die Zellen eine Wanderung von der Rinde zum Mark. Zur immunologischen Prägung gehört die Ausreifung der Zellen mit Ausbildung funktionstüchtiger Oberflächenstrukturen wie **CD-Molekülen** (Cluster of differentiation) und **T-Zell-Rezeptoren** (TZR), die in der Lage sind, fremde Antigene mithilfe der **MHC-Moleküle** (Major histocompatibility complex molecules) zu erkennen.
Im Einzelnen entstehen:
- **CD4-positive T-Helferzellen**: Sie erkennen mittels MHC-II-Proteinen präsentierte Antigene und beeinflussen andere Abwehrzellen durch spezifisch sezernierte Zytokine. Man unterscheidet bei den T-Helferzellen zwei Typen:
  - **Typ I**: aktivieren Makrophagen, NK-Zellen und zytotoxische T-Zellen. Außerdem aktivieren und unterstützen sie in B-Zellen die IgG-Bildung.
  - **Typ II**: aktivieren Eosinophile und fördern in B-Zellen die IgA-, IgE- und IgG-Bildung
- **CD8-positive zytotoxische T-Zellen**: erkennen Antigene mittels MHC-I-Molekülen und zerstören ihre Zielzellen enzymatisch durch Granzyme oder Perforine sowie durch Auslösung der Apoptose. Daneben aktivieren sie mithilfe von Zytokinen Makrophagen.

Zellen, die nicht adäquat immunkompetent sind oder Bestandteile des eigenen Körpers als Bedrohung wahrnehmen (fehlende Selbsttoleranz), gehen durch Apoptose unter. Dieses Aussortieren wird als **negative Selektion** bezeichnet. Dieses Schicksal erleiden bis zu 90 % der ursprünglich angelegten T-Zellen.

Zeitlicher Wandel und Grundaufbau

Vom Kindesalter bis zur Pubertät ist das Wachstum des Thymus am ausgeprägtesten. Mit zunehmendem Alter bildet er sich jedoch zurück (**Involution**) und wird hauptsächlich durch Fettgewebe ersetzt.
Der kindliche Thymus (→ Abb. 2.3) ist von einer bindegewebigen Kapsel umgeben, von der Bindegewebssepten in das Thymusinnere eindringen und das Parenchym zu **Pseudoläppchen** einscheiden. In diesen Bindegewebssepten verlaufen die Blutgefäße bis zur Rinden-Mark-Grenze und treten hier in das Parenchym über. Von den Arteriolen im Thymus gehen Kapillaren ab, die die Rinde durchdringen, in Richtung Mark verlaufen und dort in Venolen münden. Die kontinuierlichen Kapillaren der Rinde sind von einer Thymusepithelscheide umgeben und bilden zusammen mit der dazwischenliegenden Basallamina die Blut-Thymus-Schranke. Diese verhindert, dass die Thymusrinde Kontakt zu im Blut zirkulierenden Antigenen bekommt. Im Thymusmark sind die Kapillaren hingegen durchlässig, eine Blut-Thymus-Schranke besteht hier nicht.

Parenchym

Im Parenchym lässt sich Rinde von Mark unterscheiden. Beide bestehen aus einem Grundgerüst aus Epithelzellen, die durch Desmosomen miteinander verbunden sind, viele Zytokeratinfilamente aufweisen und mit ihren Fortsätzen ein dreidimensionales Maschenwerk bilden, in das die **Thymozyten** (T-Lymphozyten) eingebettet sind. Zum Bindegewebe der Thymuskapsel bilden sie eine durchgehende Basallamina. In lichtmikroskopischen Präparaten lassen sich die Epithelzellen durch ihren hellen Kern von den dunkelkernigen Thymozyten unterscheiden. Im Mark überwiegen Epithelzellen, wodurch es lichtmikroskopisch hell erscheint, in der Rinde dagegen Thymozyten, weswegen sie dunkel wirkt.
Die Epithelzellen der Rinde werden als **Ammenzellen** bezeichnet. Sie umschließen mehrere Thymozyten und sezernieren für ihre Entwicklung wichtige Hormone, z. B. **Thymosin** oder **Thymopoetin**. Im Mark finden sich zwiebelschalenartige Gebilde, die sich eosinophil anfärben lassen. Dabei handelt es sich um **Hassall-Körperchen**, die aus verhornten degenerierten Epithelzellen bestehen. Daneben enthält das Mark einige B-Lymphozyten, Makrophagen und **interdigitierende dendritische Zellen** (IDZ), die der Phagozytose unbrauchbarer Thymozyten und der Antigenpräsentation dienen, sowie **Myoidzellen**, die Skelettmuskelfasern ähneln und deren Funktion unbekannt ist.

> Da im Thymus überwiegend T-Lymphozyten vorkommen, enthält er im Gegensatz zu den anderen lymphatischen Organen **keine Lymphfollikel**.

2 Histologie der Organe

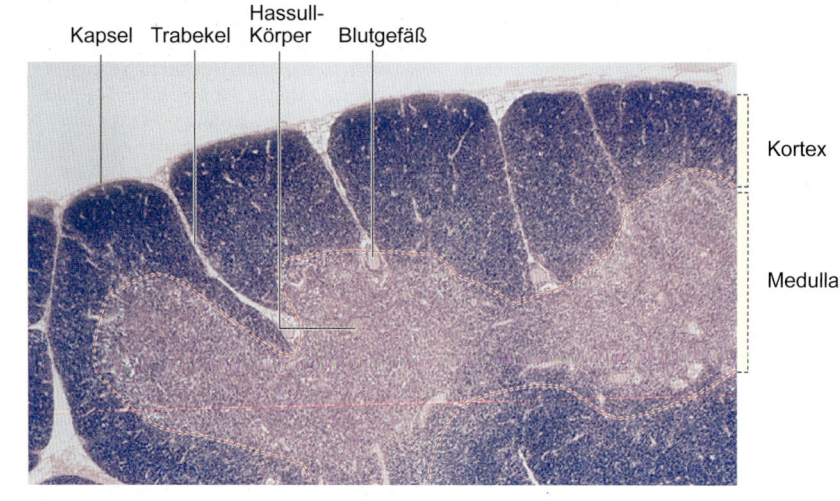

Abb. 2.3 Thymus eines Neugeborenen (H.E., geringe Vergrößerung) [E352]

Beim **DiGeorge-Syndrom**, einer Entwicklungsstörung der 3. und 4. Schlundtasche, kommt es u. a. zu einer Thymusaplasie mit begleitender T-Zell-Lymphopenie, was einen schweren zellulären Immundefekt zur Folge hat.

■ Sekundäre lymphatische Organe

Im Gegensatz zum Thymus besteht bei allen sekundären lymphatischen Organen das Grundgewebe wie im Knochenmark aus fibroblastischen Retikulumzellen, die einen mesenchymalen Ursprung haben. In allen sekundären lymphatischen Organen kann man eine B-Zone von einer T-Zone unterscheiden.

B-Zone

Die B-Zone ist durch Lymphfollikel charakterisiert, die aus in Knötchen angeordneten Lymphozyten bestehen und sich in Primär- und Sekundärfollikel unterteilen lassen. Für den Aufbau der Lymphfollikel sind in erster Linie die **follikulären dendritischen Zellen** (FDZ) verantwortlich, die den B-Zellen intakte Antigene präsentieren. Ihre Herkunft ist nicht eindeutig geklärt.

Primärfollikel. Die Primärfollikel bestehen aus Lymphozyten, die zwar reif, aber noch naiv sind, d. h. noch nicht mit Fremdantigenen in Berührung gekommen sind. In lichtmikroskopischen Präparaten erscheinen die Primärfollikel homogen dunkel gefärbt und setzen sich aus vielen kleinen Lymphozyten mit chromatindichtem Kern zusammen.

Sekundärfollikel. Die Sekundärfollikel sind nach Antigenkontakt umgewandelte Primärfollikel. Die Sekundärfollikel zeigen lichtmikroskopisch ein helles Zentrum, das als **Keimzentrum** bezeichnet wird und von einem dunklen **Lymphozytenmantel** umgeben ist. In der **dunklen Zone** findet die B-Zell-Proliferation statt. Antigenstimulierte B-Zellen differenzieren sich hier zu **Zentroblasten** mit stark basophilem Zytoplasma.
In der **hellen Zone** des Keimzentrums dominieren **Zentrozyten** mit hellem Zytoplasma, die aus Zentroblasten hervorgegangen sind und sich teils zu **Plasmazellvorstufen** für die Antikörperbildung entwickeln, teils zu **B-Gedächtniszellen**, die für eine langlebige Immunität sorgen. Die Zentrozyten verlassen schließlich die Lymphfollikel, um ihre Funktion auszuüben. In der hellen Zone findet zum einen die Selektion von Zellen mit zum Antigen passender Immunglobulinbildung statt und zum anderen die Apoptose jener Zellen, auf die das nicht zutrifft. Neben den verschiedenen B-Zellen finden sich in der hellen Zone noch Makrophagen, die durch Apoptose untergegangene Zentrozyten

fressen (**Sternhimmelmakrophagen**), und T-Zellen, die immunkompetenten B-Zellen Überlebenssignale liefern.

T-Zone

Die T-Zone ist der B-Zone benachbart und enthält die für die Antigenpräsentation wichtigen IDZ, die von Monozyten abstammen. Wichtige histologische Strukturen der T-Zone sind in fast allen sekundären lymphatischen Organen – außer in der Milz – die **hochendothelialen Venolen** (HEV). Die Lymphozyten rezirkulieren ständig zwischen den sekundären lymphatischen Organen und dem Blut. Die HEV ermöglichen es ihnen, das Blutsystem zu verlassen und in das Parenchym überzutreten. Sie gelangen vom Parenchym in die Lymphkapillaren und passieren verschiedene Lymphknoten, um über ein Hauptlymphgefäß wie den Ductus thoracicus wieder in das Blutsystem transportiert zu werden.

Die Lymphozyten tragen verschiedene **Homing-Rezeptoren** auf ihrer Oberfläche, die es ihnen ermöglichen, auf entsprechenden Liganden von Gefäßendothelien, die als **Addressine** bezeichnet werden, an ihrem Bestimmungsort zu adhärieren. Dieser Prozess wird als **Homing** („heimfinden") bezeichnet.

Das Endothel der HEV besteht aus pflastersteinartigen hohen Zellen mit großem hellem Kern. Bei den HEV handelt es sich um sehr dünne Blutgefäße, deren Gefäßlumen lichtmikroskopisch nicht zu erkennen ist; in ihrer Gefäßwand zeigen sich immer wieder einmal Lymphozyten auf ihrer Wanderung in das Parenchym der lymphatischen Organe.

Lymphknoten

Der bohnenförmige Lymphknoten ist von einer bindegewebigen Kapsel umgeben, von der bindegewebige Trabekel in das Lymphknoteninnere ziehen. Das Parenchym des Lymphknotens besteht aus dem **Kortex**, der Rinde, die die B-Zone umfasst, der T-Zone als **Parakortikalzone** und dem **Mark**, in dem sich Makrophagen und Plasmazellen finden. Auf der konkaven Seite des Lymphknotens liegt das **Hilum**, durch welches Arterien und Nerven in den Lymphknoten hineinführen, während eine Vene und ein ableitendes Lymphgefäß (**Vas efferens**) aus den Lymphknoten hinausgehen.

Auf der konvexen Seite befinden sich mehrere zuführende Lymphgefäße, die in ihrer Gesamtheit als **Vasa afferentia** bezeichnet werden. Die Lymphflüssigkeit fließt von den Vasa afferentia durch die aus flachen Endothelzellen, sog. **Uferzellen**, bestehenden **Lymphsinus** in Richtung Vas efferens. Der **Randsinus (Marginalsinus)**, der sich zwischen Kapsel und Rinde befindet, nimmt die Lymphe aus den Vasa afferentia auf und leitet sie in den **Intermediärsinus**. Diese liegen in der Rinde und ziehen Richtung Mark, wo sie in den **Marksinus** übergehen, die am Hilum in das Vas efferens münden. In den Sinus finden sich Lymphozyten, Retikulumzellen und Makrophagen.

Milz

Die Milz ist das Filtrationsorgan des Bluts und dient der Aussonderung überalteter Erythrozyten sowie der immunologischen Überwachung des Bluts. Sie wird von einer bindegewebigen Kapsel umgeben. Vom Milzhilus aus ziehen bindegewebige Balken (**Milztrabekel**) in das Milzinnere. Zwischen den Trabekeln befindet sich die **Milzpulpa**, die das Parenchym darstellt. Die Milzpulpa wird makroskopisch eingeteilt in eine **rote Pulpa**, die 75 % des Milzvolumens ausmacht, und darin verstreut liegende weiße Knötchen, die in ihrer Gesamtheit als **weiße Pulpa**, etwa 25 % des Milzvolumens, bezeichnet werden.

Rote Pulpa. Die rote Pulpa besteht aus **Pulpasträngen**, die aus Retikulumzellen und Retikulinfasern bestehen und miteinander zu einem Netzwerk verbunden sind, den **venösen Milzsinus** und vielen Erythrozyten, die für die rote Farbe verantwortlich sind. Der Sinus ist weitlumig, und seine Endothelzellenwand weist Lücken auf. Durch diese Lücken gelangt das Blut in die Pulpastränge. Das ist jedoch nur möglich, wenn die Erythrozyten ausreichend verformbar und intakt sind. Ansonsten verfangen sie sich im Netzwerk der Pulpastränge und werden durch Milzmakrophagen phagozytiert.

Weiße Pulpa. Sie besteht aus **periarteriellen Lymphozytenscheiden (PALS, → Abb. 2.4)** und Lymphfollikeln. Die PALS sind aus T-Lymphozyten aufgebaut, weshalb sie der T-Zone entsprechen. Sie enthalten IDZ und umhüllen die Pulpaarterien. Der PALS aufgepfropft liegen die Lymphfollikel, hier auch als **Milzknötchen** oder **Malpighi-Körperchen** bezeichnet, die der B-Zone entsprechen und FDZ enthalten. Bei jungen Menschen finden sich Lymphfollikel mit einem blühenden Keimzentrum, bei älteren ist oft kein Keimzentrum mehr erkennbar. Um die

2 Histologie der Organe

Lymphfollikel herum befindet sich die **Marginalzone**, die v. a. B-Lymphozyten, aber auch einige T-Lymphozyten enthält, da sie für beide Lymphozytentypen die Eintrittspforte in die weiße Pulpa ist.

Perfusion der Milz. Am Milzhilus treten die Äste der A. splenica (A. lienalis) in die Milz ein und teilen sich in die **Trabekelarterien** auf. Diese Arterien verlaufen in den bindegewebigen Trabekeln und geben Äste (**Pulpaarterien**) ab, die in die weiße Pulpa ziehen. Da die Pulpaarterien im Zentrum der PALS verlaufen, werden sie auch als **Zentralarterien** bezeichnet. Diese teilen sich wiederum in **Pinselarteriolen** auf, die in die rote Pulpa ziehen. Der weitere Weg verläuft dann entweder als geschlossene oder als offene Zirkulation. Im Fall der geschlossenen Zirkulation münden die Pinselarteriolen in den venösen Milzsinus, der das Blut über Pulpavenen und Trabekelvenen in die V. splenica und schließlich über die V. portae in die Leber leitet. Werden Pinselarteriolen von Makrophagen umgeben, bezeichnet man sie als **Hülsenkapillaren**. Die Makrophagenhülsen werden in diesem Fall auch als **Schweigger-Seidel-Hülsen** bezeichnet. Bei der offenen Zirkulation münden die Pinselarteriolen frei in das retikuläre Bindegewebe der roten Pulpa. Von hier aus müssen die Blutzellen durch die Endothellücken ihren Weg in die venösen Milzsinus finden.

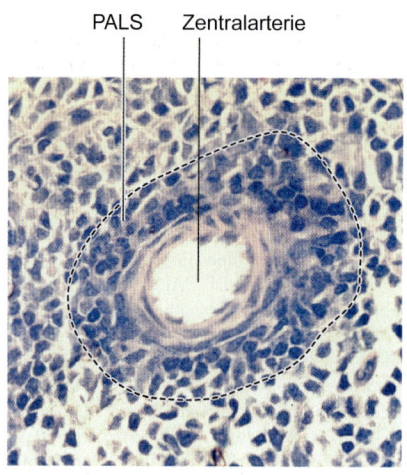

Abb. 2.4 PALS (Giemsa, hohe Vergrößerung) [E352]

Mukosaassoziiertes lymphatisches Gewebe (MALT)

In der Lamina propria verschiedener Organe finden sich diffus verteilte Lymphozyten. Die Gesamtheit dieses lymphatischen Gewebes wird unter dem Begriff der mukosaassoziierten lymphatischen Gewebe (**MALT**, Mucosa-associated lymphoid tissue) zusammengefasst. Es ist von einem follikelassoziierten Epithel (FAE) überzogen und enthält Lymphfollikel, zwischen denen T-Zellen liegen. Aufgabe des FAE ist die zelluläre und humorale Abwehr sowie die IgA-Produktion und -Sekretion in die luminalen Sekrete.

Verteilung. Zum MALT zählen z. B. die Tonsillen (Mandeln), die Peyer-Plaques und die Lymphfollikel der Appendix vermiformis (Wurmfortsatz). Die dem MALT zugeordneten Gewebe können nach ihrer Lokalisation auch als **BALT** (im Bronchus), **CALT** (in der Konjunktiva), **GALT** (im Darm) oder **NALT** (in der Nase) bezeichnet werden.

Tonsillen. Die Tonsillen bilden den lymphoepithelialen Rachenring (**Waldeyer-Rachenring**), der aus der paarigen Tonsilla palatina (Gaumenmandel), der unpaarigen Tonsilla pharyngea (Rachenmandel), der unpaarigen Tonsilla lingualis (Zungenmandel) und der paarigen Tonsilla tubaria (Tubenmandel) besteht:

- **Tonsilla palatina**: ist von einer Kapsel umgeben, von der aus Septen in das Innere ziehen. Ihre zerklüftete Oberfläche mit etwa 20 tiefen Krypten (Einsenkungen) ist von mehreren Schichten unverhornten Plattenepithels bedeckt. Die Krypten enthalten **Detritus** (Abrieb), der aus abgestoßenen Epithelzellen, Abwehrzellen sowie Resten toter Zellen besteht. Unter dem Kryptenepithel findet sich die B-Zone in Form von Sekundärfollikeln mit einem großen Keimzentrum. Die **interfollikuläre Zone** (Zone zwischen den Follikeln) ist die T-Zone. Die Sekundärfollikel bilden zum Oberflächenepithel hin eine halbmondförmige Kuppe, über der sich das FAE spannt. Dieses ist vielfach unterbrochen und enthält Zellen wie Makrophagen, Lymphozyten, dendritische Zellen, Granulozyten, Langerhans-Zellen und **M-Zellen** (Membraneous cells) die Antigene per Transzytose passieren lassen.
- **Tonsilla lingualis**: ähnelt im Aufbau der Tonsilla palatina, nur ihre Krypten sind weniger tief

- **Tonsilla pharyngea**: ist von respiratorischem Epithel bedeckt und hat anstelle von Krypten unregelmäßige Falten
- **Tonsilla tubaria**: zeigt einen ähnlichen histologischen Aufbau wie die Tonsilla pharyngea.

GALT. Das GALT im Ileum und in der Appendix vermiformis besteht neben einzelnen Abwehrzellen und Lymphfollikeln in der Lamina propria, die mit FAE überzogen sind, aus Aggregaten von Lymphfollikeln, die von einem kubischen bis hochprismatischen FAE (**Domepithel**) überzogen sind. Diese werden als **Peyer-Plaques** (Noduli lymphoidei aggregati) bezeichnet und können sich bis in die Tunica submucosa erstrecken.

■ CHECK-UP

- ☐ Äußern Sie sich zu Morphologie und Funktion der spezifischen Zellen innerhalb des Thymus!
- ☐ Wie ist ein Lymphfollikel histologisch aufgebaut?
- ☐ Was sind die histologischen Unterschiede zwischen roter und weißer Milzpulpa?

Atmungsorgane

Im nahezu gesamten Respirationstrakt besteht die Lamina epithelialis der Tunica mucosa aus mehrreihigem hochprismatischem Flimmerepithel mit Becherzellen (**respiratorisches Epithel**). In der darunterliegenden Lamina propria finden sich muköse und seröse Drüsen. Beide Schichten dienen der Sekretion von Muzinen und sorgen für die Anfeuchtung und Reinigung der Atemluft.

■ Nasenhöhle

Regio cutanea
Die Regio cutanea bildet den Bereich des Nasenvorhofs. Sie besteht aus mehrschichtig verhorntem Plattenepithel und enthält sowohl Talgdrüsen als auch einige apokrine Drüsen und Vibrissen (Terminalhaare).

Regio olfactoria
Ein 2–3 cm2 großer Bereich auf der Concha nasalis superior, der aus mehrreihigem **Riechepithel** besteht, das einige Besonderheiten aufweist:
- Becherzellen und Flimmerepithelzellen fehlen.
- Es ist mit 60 μm deutlich dicker als das umgebende Flimmerepithel.
- Es setzt sich aus **Riechsinneszellen**, **Mikrovilluszellen**, **Basal-** oder **Stammzellen** sowie **Stützzellen** zusammen. Riechsinneszellen sind bipolare Neurone. Apikal, also zur Nasenhöhle hin, bildet jede Zelle einen dendritischen Fortsatz, der in einer kolbigen Auftreibung (**Bulbus dendriticus**, **Riechbläschen**) auf der Oberfläche der Riechschleimhaut mündet. Vom Bulbus dendriticus gehen bis zu acht olfaktorische Zilien ab, die parallel zur Oberfläche der Schleimhaut im Schleim liegen und deren Membran die Rezeptormoleküle für die Geruchsstoffe trägt. Ihr Basalkörper sowie einige Mitochondrien liegen im Riechbläschen. Der Zellleib der Sinneszellen ist mittig aufgetrieben, da hier der Kern und alle wesentlichen Organellen liegen, und verjüngt sich nach basal zu einem dünnen Axon, das als marklose Nervenfaser zu **Fila olfactoria** durch die knöcherne **Lamina cribrosa** zum **Bulbus olfactorius** des ZNS zieht, wobei das Axon von **olfaktorischen Gliazellen** flankiert wird, die Eigenschaften von Astrozyten und Schwann-Zellen übernehmen. Die Sinneszellen regenerieren sich etwa alle 40 Tage und finden dabei jedes Mal aufs Neue, gesteuert durch die olfaktorische Glia, erfolgreich synaptischen Anschluss an Neurone des Bulbus olfactorius.
- In der Lamina propria finden sich die serösen tubuloalveolären **Bowman-Drüsen** (**Gll. olfactoriae**). Ihr schleimiges Sekret dient als Spülflüssigkeit und als Lösungsmedium für leicht flüchtige Geruchsstoffe. Für letztere Funktion enthält der Schleim Odorant-Bindungsproteine (OBP).

Regio respiratoria
Sie bildet den größten Teil der Nasenhöhle und besteht aus respiratorischem Epithel und seromukösen Drüsen. Eine Besonderheit ist der unter dem Epithel liegende **Venenplexus**, der als Schwellkörper die Dicke der Nasenschleimhaut beeinflusst.

2 Histologie der Organe

■ Nasennebenhöhlen

Die Nasennebenhöhlen sind mit respiratorischem Epithel ausgekleidet, welches jedoch niedrig ist und wenig Becherzellen enthält. Die Lamina propria ist dünn und enthält wenige seromuköse Drüsen.

■ Pharynx

Der obere **Epipharynx** (Pars nasalis pharyngis) ist ein Abschnitt der Atemwege und daher mit respiratorischem Epithel ausgekleidet. Die Lamina propria enthält seromuköse Drüsen. Der mittlere **Mesopharynx** (Pars oralis pharyngis) und der untere **Hypopharynx** (Pars laryngea pharyngis) sind sowohl Abschnitte der Luftleitung als auch der Speisepassage und daher mit mehrschichtig unverhorntem Plattenepithel ausgekleidet. In der Lamina propria finden sich muköse **Gll. pharyngeales**.

■ Larynx

Der Larynx (Kehlkopf, → Abb. 2.5) hat ein hyalines Knorpelskelett, bestehend aus Schild-, Ring- und Stellknorpel, die mit zunehmendem Alter verknöchern. Die **Epiglottis** (Kehldeckel) und die kleineren Knorpel (**Cartilagines cuneiformes** und **corniculatae**) bestehen aus elastischem Knorpel. Die Epiglottis ist auf der lingualen und z. T. auf der laryngealen Seite mit mehrschichtig unverhorntem Plattenepithel, der Rest mit respiratorischem Epithel ausgekleidet. Ihre Lamina propria enthält seromuköse **Gll. epiglotticae**.
Unter der Epiglottis befinden sich zwei Schleimhautfaltenpaare, die kaudalen **Plicae vocales** (Stimmfalten) mit der zwischen ihnen liegenden Stimmritze und die kranialen **Plicae vestibulares** (Taschenfalten).

Plicae vocales. Sie sind mit mehrschichtig unverhorntem Plattenepithel bedeckt. Ihre Lamina propria, hier als **Reinke-Raum** bezeichnet, ist drüsenfrei. Unter dem Epithel findet sich im Stroma elastisches Bindegewebe, welches das **Lig. vocale** (Stimmband) darstellt. Darunter verlaufen Bündel quer gestreifter Muskulatur, die **Mm. vocales**.

Plicae vestibulares. Sie sind mit respiratorischem Epithel bedeckt, und ihre Lamina propria enthält seromuköse Drüsen. In ihrem bindewebigen Stroma findet sich häufig lymphatisches Gewebe, das in seiner Gesamtheit als **Tonsilla laryngea** bezeichnet wird.

■ Trachea

Die Wand der Trachea besteht aus drei Schichten:
- Tunica mucosa mit Lamina epithelialis und Lamina propria: Die Lamina epithelialis besteht hier aus respiratorischem Epithel, die Lamina propria enthält seromuköse Drüsen (**Gll. tracheales**).
- **Tunica fibromusculocartilaginea**: Sie besteht aus 20 hufeisenförmigen und nach dorsal offenen hyalinen Knorpelspangen und den dazwischenliegenden elastischen **Ligg. anularia**. Die dorsale Verbindung der offenen Enden wird **Paries membranacea** genannt und enthält den transversal verlaufenden glatten **M. trachealis**.
- Tunica adventitia: besteht aus lockerem Bindegewebe und verbindet die Trachea mit ihrer Umgebung wie z. B. dem Ösophagus.

■ Lunge

Die beiden Hauptbronchien zeigen denselben histomorphologischen Aufbau wie die Trachea. Jeder **Hauptbronchus** teilt sich in der Lunge in **Lappenbronchien**, der rechte in 3 und der linke in 2. Aus diesen wiederum gehen rechts 10 und links 9 **Segmentbronchien** hervor. Die weiteren Teilungen sind häufig dichotom und meist ist einer der zwei Teilungsäste größer als der andere. Der Durchmesser der Äste wird von Teilung zu Teilung immer geringer.
Den Segmentbronchien folgen die **Bronchi lobulares**, diesen die **Bronchioli terminales** und schließlich die **Bronchioli respiratorii**. Von den Bronchioli respiratorii gehen die **Ductus alveolares** ab, die in den **Sacculi alveolares** enden.

> Als **Bronchien** werden Teile des Bronchialbaums bezeichnet, die Knorpelgewebe und seromuköse Drüsen in ihren Wänden enthalten. Dagegen ist die Wand der **Bronchiolen** knorpel- und drüsenfrei.

Bronchien

Die Wandschichten der Bronchien setzen sich wie die der Trachea aus der Tunica mucosa, der

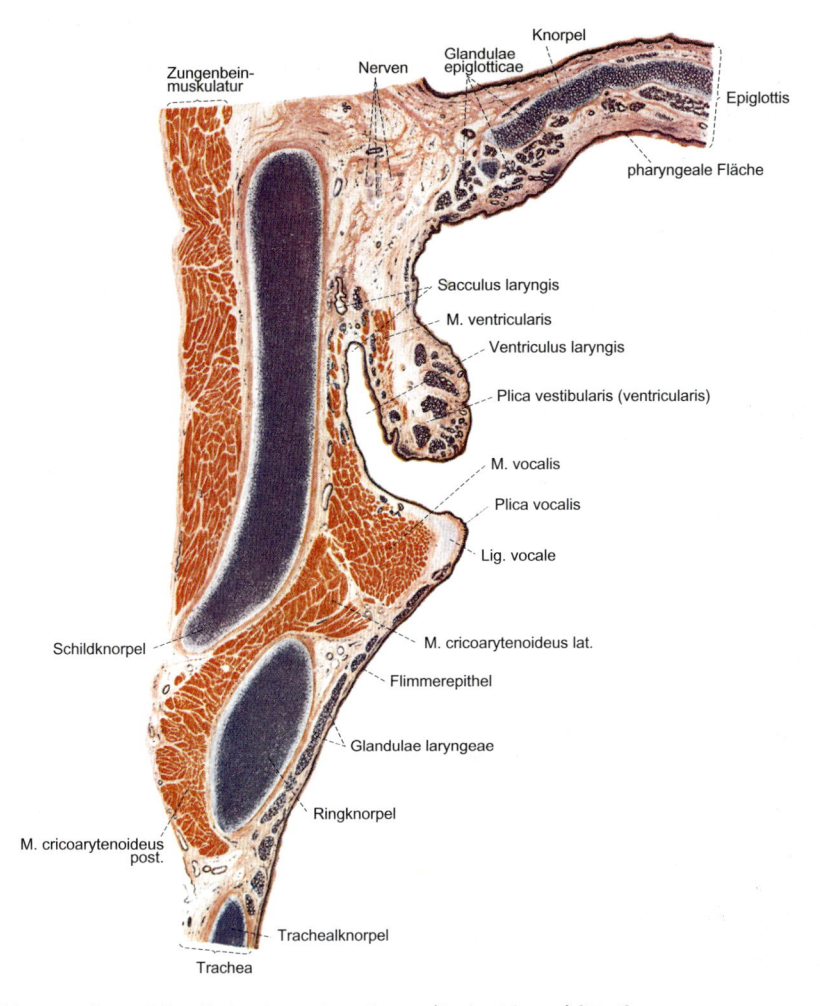

Abb. 2.5 Halber Kehlkopf bei geringer Vergrößerung (Nachzeichnung) [S018]

Tunica fibromusculocartilaginea und der Tunica adventitia zusammen. Die Lamina epithelialis der Tunica mucosa besteht auch hier aus respiratorischem Epithel. Darin finden sich neuroendokrine Zellen, die einzeln als **Kultschitzky-Zellen** oder in Gruppen als **neuroepitheliale Körperchen** vorliegen können. Diese zum diffusen neuroendokrinen System (**DNES**) gehörenden Zellen stellen Chemorezeptoren dar, die die Atemgaskonzentration messen und über parakrine Sekretion den Tonus der Bronchial- und Gefäßmuskulatur beeinflussen. Die Lamina propria enthält seromuköse Drüsen, Abwehrzellen sowie längs- verlaufende elastische Fasern. Seltener findet man Bronchialdrüsen auch in anderen Wandschichten.

Die Tunica fibromusculocartilaginea besteht aus zirkulär verlaufender glatter Muskulatur und unregelmäßig geformten hyalinen Knorpelplatten, die mit dem elastischen bindegewebigen Stroma verbunden sind.

In der Tunica adventitia, die hier als **peribronchiales Bindegewebe** bezeichnet wird, verlaufen die Gefäße und Nerven des Bronchialbaums.

2 Histologie der Organe

Bronchioli
Ihre Wand enthält weder Knorpel noch Drüsen (→ Abb. 2.6). Die proximalen Abschnitte der Bronchiolen weisen noch respiratorisches Epithel (mehrreihig hochprismatisches Flimmerepithel) auf, das aber an Höhe immer mehr abnimmt. In den Bronchioli respiratorii besteht das Epithel aus einfach kubischen zilienfreien Zellen. Becherzellen sind schon ab den Bronchioli terminales nicht mehr zu finden. Besonders im Epithel der Bronchioli terminales finden sich **Clara-Zellen**, sekretorische zilienfreie Zellen. Sie sezernieren eine glykoproteinhaltige Substanz, die eine Verlegung der Atemwege verhindert, und Proteine wie z. B. surfactantassoziierte Proteine (**SP-A** und **SP-D**) und ein Clara-Zell-Protein (**CCSP**, Clara cell secretory protein), die der Abwehr infektiöser Mikroorganismen dienen und die Lunge vor Entzündungen schützen.
Die Muskulatur ist in den Bronchiolen stark ausgeprägt und wird autonom innerviert. Der Sympathikus führt zu einer Bronchodilatation und erweitert die Atemwege. Der Parasympathikus führt zu einer Bronchokonstriktion.

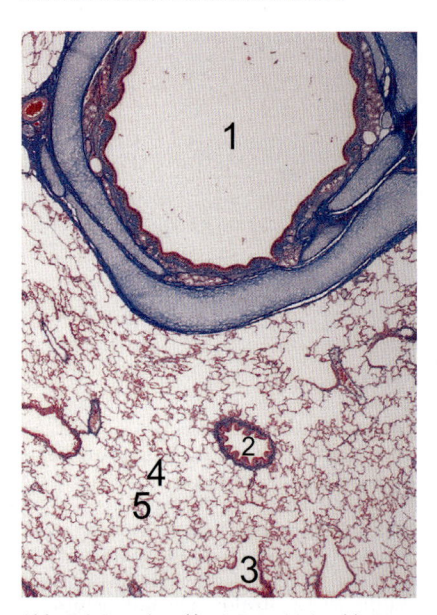

Abb. 2.6 Bronchus (1) mit Bronchiolus (2), Bronchiolus terminalis, der in Bronchioli respiratorii übergeht (3), Ductus alveolaris (4) und Alveolen (5) im Anschnitt (Azan, 20-fach) [M375]

Alveoli
Die bläschenförmigen Alveolen (→ Abb. 2.6) gehen von den Ductus alveolares ab. Sie liegen einzeln oder in Gruppen, dann als Sacculus alveolaris, um einen Ductus alveolaris herum. Benachbarte Alveolen sind durch **Interalveolarsepten** voneinander getrennt, wobei diese gleichzeitig die Wände der Alveolen bilden. In diesen Wänden findet sich ein Kapillarnetz, das jeweils immer zwei benachbarte Alveolen versorgt und eine Gesamtoberfläche von **100 m^2** aufweist. Darüber hinaus haben die Septen Löcher, sog. **Kohn-Poren**, deren Funktion nicht eindeutig geklärt ist.
Die Alveolen sind von einem einschichtig flachen Epithel bedeckt, welches zwei spezifische Zelltypen enthält, die durch Tight junctions miteinander verbunden sind: Pneumozyten vom Typ I und Typ II.

Pneumozyten Typ I (Alveolarepithelzellen Typ I). Diese Zellen sind äußerst flach, nehmen bis zu 95 % der Alveolaroberfläche ein und dienen dem Gasaustausch. Sie bilden zusammen mit dem geschlossenen Endothel der Kapillaren sowie der Basallamina die Blut-Luft-Schranke, die den Austausch der Atemgase kontrolliert. Die Schranke ist unterschiedlich dick, im Durchschnitt ca. 0,6 µm.

> **Blut-Luft-Schranke**
> O_2 und CO_2 müssen durch Diffusion die Blut-Luft-Schranke überwinden. Diese besteht aus:
> - Surfactant
> - Pneumozyten Typ I
> - Basalmembran
> - Kapillarendothel
> - Erythrozytenmembran.

Pneumozyten Typ II (Alveolarepithelzellen Typ II). Typ-II-Zellen sind kubisch und finden sich nur vereinzelt im Alveolarepithel. Aus ihnen regenerieren sich die Pneumozyten Typ I. Außerdem produzieren sie den **Surfactant** (Antiatelektasefaktor, Surface active agent). Surfactant besteht zu 90 % aus Phospholipiden, v. a. **Lezithin**, und zu 10 % aus den Proteinen SP-A und SP-D. Der Faktor wird in Sekretvesikeln (**Lamellenkörpern**) gespeichert, verteilt sich nach der Exozytose auf der gesamten Alveolaroberfläche und sorgt dafür, dass die Oberflächenspannung des Flüssigkeitsfilms auf dem Alveolarepithel vermindert wird. Dadurch wird ein Kollaps der Alveolen und Bronchioli terminales bei der Exspiration verhindert.

Bindegewebe und Makrophagen. Das dünne subepitheliale Bindegewebe der Septen enthält neben den Kapillaren Kollagenfibrillen, elastische Fasern und Myofibroblasten.
Auf dem Alveolarepithel liegen außerdem **Alveolarmakrophagen**, die zum MPS gehören. Sie wandern durch die Alveolen. Dabei phagozytieren sie Keime, tote Zellen sowie Staub und transportieren dies entweder in die regionären Lymphknoten oder in die oberen Atemwege.

Beim **Asthma bronchiale** kommt es neben einer Kontraktion der glatten Bronchialmuskulatur zu einem Schleimhautödem und zur Sekretion eines glasigen, zähen Schleims, der zahlreiche eosinophile Granulozyten enthält.

■ Pleura

Pleura visceralis und parietalis bestehen jeweils aus Mesothel, das einer Basallamina aufliegt, und einem darunterliegenden elastischen Bindegewebe mit vielen Blut- und Lymphgefäßen.

■ CHECK-UP
- ☐ Wie ist das Riechepithel aufgebaut?
- ☐ Was sind die Aufgaben der Pneumozyten Typ I, Typ II und der Clara-Zellen?
- ☐ Beschreiben Sie den Aufbau der Blut-Luft-Schranke!

Verdauungsapparat

■ Mundhöhle

Mundschleimhaut
Die Oberfläche der Mundschleimhaut besteht aus unverhorntem mehrschichtigem Plattenepithel, welches an den Lippen in verhorntes mehrschichtiges Plattenepithel übergeht. An mechanisch beanspruchten Stellen wie dem harten Gaumen, Zahnfleisch und Zungenrücken ist das Epithel z. T. verhornt. Im Epithel lassen sich Melanozyten, Merkel- und Langerhans-Zellen finden. Unter dem Epithel befindet sich die Lamina propria mit Abwehrzellen, Meißner-Tastkörperchen sowie seromukösen und mukösen Drüsen.

Regionale Besonderheiten der Mundschleimhaut
Lippen. Sie sind bedeckt von unverhorntem Plattenepithel, welches außen in das verhornte Plattenepithel des Gesichts übergeht. Die Übergangszone liegt im Bereich des Lippenrots. Zunächst ist hier das Epithel **parakeratinisiert** und wird im Verlauf nach außen **orthokeratinisiert**. Die Lamina propria enthält vor der Übergangszone seromuköse Drüsen (**Gll. labiales**), das Lippenrot nicht.

Parakeratinisiert. Epithel mit Merkmalen verhornten und unverhornten Plattenepithels. Die oberen Zelllagen tragen noch Kerne und Kernreste, das Str. granulosum ist sehr dünn.
Orthokeratinisiert. Epithel, das lediglich Merkmale verhornten Plattenepithels trägt.

Wangen. Unter ihrer Schleimhaut findet sich zusätzlich eine Submukosa mit kleinen Speicheldrüsen (**Gll. buccales**).

Weicher Gaumen. Dieser trägt Schleimhaut mit unverhorntem mehrschichtigem Plattenepithel und mukösen Drüsen in der Submukosa. Diese Schleimhaut geht nasal in respiratorisches Epithel über.

Harter Gaumen. Er trägt an seiner Oberfläche unverhorntes mehrschichtiges Plattenepithel. Das Epithel ist fest am Periost verwachsen. An den Stellen, wo die mechanische Beanspruchung höher ist, ist es orthokeratotisch verhornt.

Zunge. Die Zungenwurzel enthält lymphatisches Gewebe (**Tonsilla lingualis**). Auf dem Zungenrücken finden sich in der Schleimhaut vier verschiedene Formen von Papillen:

2 Histologie der Organe

1. **Papillae filiformes (Fadenpapillen)**: Vorkommen am gesamten Zungenrücken, häufigste Papillen. Schlank mit rachenwärts gerichteten Spitzen, die verhorntes Epithel tragen. Funktion: Mechanorezeptoren (Tastsinn), weshalb sich histologisch Tastrezeptoren und freie Nervenendigungen finden.
2. **Papillae fungiformes (Pilzpapillen)**: finden sich an Zungenspitze und Zungenrand. Form: niedrig und breit wie ein Pilz. Funktion: Thermo-, Mechano- und Geschmacksrezeptoren (Geschmacksknospen).
3. **Papillae foliatae (Blattpapillen)**: Vorkommen am Zungenrand. Bilden Schleimhautfalten, in denen Geschmacksknospen liegen.
4. **Papillae vallatae (Wallpapillen)**: sind mit einem Durchmesser von ca. 1–3 mm die größten aller Papillen. Vorkommen: 7–12 Papillen befinden sich im V-förmigen Sulcus terminalis. Sind von einem Graben umgeben, in den die Ausführungsgänge der serösen **Von-Ebner-Spüldrüsen** münden. Im seitlichen Epithel liegen Geschmacksknospen.

Geschmacksknospen (Caliculi gustatorii)

Geschmacksknospen vermitteln den Geschmackssinn. Jedes der ca. 60 μm großen endoepithelialen Gebilde besteht aus bis zu 80 **sekundären Sinneszellen** (Typ I und II) und **Basalzellen** (Stütz- und Stammzellen). Jede Knospe ist nach außen hin von einer Basalmembran umgeben.

Die Sinneszellen haben eine Lebensdauer von maximal 10 Tagen. Sie regenerieren sich aus den Basalzellen und stehen über einen **Porus gustatorius** mit der Zungenoberfläche in Kontakt.

Zum Porus hin tragen sie zahlreiche mit Chemorezeptormolekülen besetzte Mikrovilli. Basolateral sind sie über chemische Synapsen mit afferenten Nervenfasern verknüpft.

Geschmacksknospen finden sich in der lateralen Wand von Papillae vallatae, Papillae foliatae und Papillae fungiformes sowie am weichen Gaumen. An den Papillen sind die Geschmacksknospen mit serösen Von-Ebner-Spüldrüsen verbunden, die am Boden der Papillen münden.

Zigaretten- und Alkoholkonsum induziert in der Mundhöhle, besonders an Lippe, Wange und Zunge, chromosomale Aberrationen in den untersten Lagen des Plattenepithels. Es entstehen **Präkanzerosen** (nichtinvasive Malignomvorstufen), z. B. die **Leukoplakie** (griech. derber weißer Fleck). Aus diesen Vorstufen können sich **invasive Plattenepithelkarzinome** entwickeln.

■ Speicheldrüsen

Neben kleinen Speicheldrüsen, z. B. den Von-Ebner-Spüldrüsen in der Mundschleimhaut, gibt es paarige große Speicheldrüsen: Gl. parotidea (Ohrspeicheldrüse), Gl. submandibularis (Unterkieferspeicheldrüsen) und Gl. sublingualis (Unterzungenspeicheldrüse).

Große Speicheldrüsen

Die großen Speicheldrüsen sind von einer Kapsel umgeben, deren Fasern in das Innere ziehen und die Drüsen in Läppchen unterteilen.

Drüsenendstücke. In den Läppchen befinden sich je nach Speicheldrüse muköse, seröse und/oder seromuköse Endstücke (→ Abb. 1.2). Diese Endstücke enthalten an ihrer basalen Seite **Myoepithelzellen**.

Ausführungsgangsystem. Das in den Endstücken produzierte Sekret drainiert zuerst in intralobulär gelegene **Schaltstücke**, von hier weiter in intralobulär gelegene **Streifenstücke** und schließlich in den interlobulären **Ausführungsgang**. Dieser vereinigt sich mit weiteren Ausführungsgängen zum **Hauptausführungsgang**. Die Schaltstücke bilden die kleinste und dünnste Einheit des Ausführungsgangsystems. Sie haben ein einschichtig flaches Epithel und enthalten ebenfalls Myoepithelzellen, die den Rückfluss des in den Endstücken gebildeten Sekrets verhindern sollen. Die Streifenstücke sind größer als die Schaltstücke und von einem einschichtig prismatischen Epithel ausgekleidet. Ihr Zytoplasma ist aufgrund des Reichtums an Mitochondrien, welche die **basale Streifung** der Streifenstücke bewirken, azido- bzw. eosinophil. Der in den Endstücken produzierte isotone Speichel wird in den Streifenstücken durch Rückresorption von Na^+- und Cl^--Ionen (Na^+/K^+-ATPase), aber nicht von Wasserionen, hypoton. Die zahlreichen Mitochondrien liefern die Energie für diesen Prozess.

Die interlobulär gelegenen Ausführungsgänge sind weitlumig und im Anfangsbereich aus einschichtig prismatischem Epithel aufgebaut, welches im weiteren Verlauf in ein zweischichtiges prismatisches Epithel übergeht. Die Hauptausführungsgänge sind durch zweischichtiges prismatisches Epithel gekennzeichnet.

Gl. parotidea. Diese große Speicheldrüse enthält ausschließlich seröse Endstücke. Im Anschnitt des Parenchyms finden sich mit zunehmendem Alter immer mehr Fettzellen.

Gl. sublingualis. Diese Drüse weist v. a. muköse Endstücke auf. Nur selten finden sich hier Von-Ebner-Halbmonde und Anschnitte von Streifenstücken.

Gl. submandibularis. Die Drüse enthält neben serösen Endstücken, die die Hauptmasse bilden, auch muköse Anteile, die meist von serösen Halbmonden gesäumt sind (→ Abb. 1.2).

■ Zähne

Das menschliche Gebiss besteht aus Frontzähnen, die die Schneide- (**Dentes incisivi**) und Eckzähne (**Dentes canini**) umfassen, sowie aus Seitenzähnen, zu denen die Vormahl- (**Dentes premolares**) und die Mahlzähne (**Dentes molares**) gerechnet werden.

Allgemeiner Zahnaufbau
Jeder Zahn besteht aus folgenden Anteilen:
- **Corona dentis** (Krone): sichtbarer, aus dem Zahnfleisch herausragender Teil des Zahns. Von Zahnschmelz überzogen
- **Collum dentis** (Hals): liegt oberhalb des knöchernen Zahnfachs (Zahnalveole, Alveolus dentis) und ist von Gingiva (Zahnfleisch) überzogen
- **Radix dentis** (Wurzel): liegt in der Zahnalveole, ist von Zement überzogen und wird durch Desmodontium (Periodontium) im Alveolarknochen fixiert. Front- und Vormahlzähne haben in der Regel eine Wurzel, Mahlzähne zwei bis drei.

Gingiva, Zement, Desmodontium und der dem Zahn zugewandte Knochen werden gemeinsam als **Parodontium** (Zahnhalteapparat) bezeichnet.

Zahnentwicklung
Schmelz. Die Zahnentwicklung beginnt an der ektodermalen Zahnleiste, die in die Ober- und Unterkieferanlagen einwächst und sich in jeweils 10 **Ober-** und **Unterkieferzahnknospen** für die Milchzähne sowie jeweils 16 Ober- und Unterkieferersatzzahnleisten für die bleibenden Zähne differenziert. Die Knospen entwickeln sich zu **Zahnglocken** (Schmelzglocken) mit äußerem und innerem Schmelzepithel und einer Schmelzpulpa. Aus dem inneren Schmelzepithel entwickeln sich Präameloblasten, die sich zu Ameloblasten ausdifferenzieren. Ameloblasten sowie die azellulären Bestandteile des inneren und äußeren Schmelzepithels bilden am frisch durchgebrochenen Zahn die **Cuticula dentis** (Schmelzoberhäutchen), die danach beim Kauen abgerieben wird.

Dentin (Zahnbein). Die Entwicklung des Dentins setzt mit der Bildung der **Zahnpapille** ein, die aus dem Mesenchym der Ober- und Unterkieferanlage entsteht:
- Ameloblasten induzieren eine Verdickung der Basalmembran, auf der sie aufliegen. So entsteht die **Membrana preformativa**, die spätere Schmelz-Dentin-Grenze.
- Letztere Membran wiederum führt zur Entwicklung von (Prä-)Odontoblasten aus der äußeren Papille.
- Die Odontoblasten sezernieren schließlich Prädentin, das zu Dentin mineralisiert und wiederum die Bildung des Schmelzes fördert.

Äußeres und inneres Schmelzepithel legen sich im späteren Wurzelbereich des Zahns aneinander, wodurch die **epitheliale Wurzelscheide (Hertwig-Wurzelscheide)** entsteht, die die Entwicklung des Wurzeldentins fördert.

Zahnhalteapparat. Das die Glocke und Papille umgebende **mesenchymale Zahnsäckchen** ist nach Auflösung der epithelialen Wurzelscheide für die Bildung von Zement und Desmodontium verantwortlich.

Zeitmarken der Zahnentwicklung. Die Entwicklung der Zähne setzt etwa in der 6. Entwicklungswoche ein. Im 6. Lebensmonat brechen die ersten Milchzähne (**Dentes decidui**) durch. Der Durchbruch der Milchzähne ist mit 2,5 Jahren abgeschlossen. Mit Ende der 8. EW beginnt auch die Entwicklung der Ersatzzähne (**Dentes permanentes**), die, durch Arrosion der Milchzahnwurzeln ab dem 6. Lebensjahr beginnend, mit den 1. bleibenden Molaren anfangen durchzubrechen. Ihr Durchbruch endet zwischen dem 17. und 30. Lebensjahr mit den Weisheitszähnen.

2 Histologie der Organe

Zahnschmelz
Der an den Zahnhöckern bis zu 2,5 mm dicke **Amelum** (**Enamelum**, Zahnschmelz) setzt sich aus ca. 5 μm dicken, säulenförmigen Schmelzprismen und dazwischenliegendem interprismatischem Schmelz zusammen. Insgesamt besteht Schmelz zu über 95 Gew.-% aus Hydroxylapatitkristallen und ist die härteste Substanz des menschlichen Körpers. Schmelzbildung:
1. Dem Schmelz aufliegende und vor ihm zurückweichende **Ameloblasten** (Adamantoblasten) stellen Schmelzmatrixproteine, z. B. Amelogenin, Ca^{2+} und Phosphat, bereit.
2. In Richtung auf die Schmelzfront bilden die Ameloblasten den keilförmigen **Tomes-Fortsatz**, der vor der Mineralisation zurückgezogen wird.
3. Interprismatischer Schmelz wird als Leitstruktur mineralisiert, dann wird das Schmelzprisma verlängert.
4. Schmelz wächst von der Schmelz-Dentin-Grenze (der ehem. Membrana preformativa) aus in Richtung der später freien Zahnoberfläche. Am reifen Zahn ist er max. 2,3 mm dick.
5. Bei Zahndurchbruch gehen die Ameloblasten unter. Reifer Schmelz ist daher zellfrei und nicht regenerationsfähig.

> Der regelmäßige Verlauf der Schmelzprismen ist im Zahnschliff an der **Hunter-Schreger-Streifung** erkennbar. Diese Streifen verlaufen orthogonal zur Schmelz-Dentin-Grenze. Durch rhythmisches Wachstum entstehen außerdem parallel zur Schmelz-Dentin-Grenze und zur freien Zahnoberfläche sog. **Retzius-Streifen**.

Dentin (Zahnbein)
Dentin bildet sich im Zentrum des Zahns und wächst lebenslang von der Schmelz-Dentin-Grenze in Richtung Pulpa (**Zahnmark**). Dentin ist bis zu 5 mm dick und besteht (in Gew.-%) aus Hydroxylapatit (70 %), organischer Matrix (20 %, v. a. Kollagen Typ I) und Wasser (10 %). Es wird von **Odontoblasten** bereitgestellt, die sich wie auch die Ameloblasten vor der Mineralisation zurückziehen und deren Perikaryen an der Dentin-Pulpa-Grenze zu liegen kommen. Von ihnen geht ein Fortsatz (**Tomes-Faser**) aus, der in einem Dentinkanälchen liegt und bis an den Schmelz heranreicht.

- **Manteldentin**: geringer mineralisiertes Dentin, das direkt unter dem Schmelz liegt und bei der Zahnentwicklung zuerst entsteht
- **Prädentin**: das zuletzt gebildete, noch nicht mineralisierte Dentin
- **Zirkumpulpales Dentin**: voluminösester Teil des Dentins. Liegt zwischen Mantel- und Prädentin
- **Peritubuläres Dentin**: die Dentintubuli einscheidendes Dentin; stark mineralisiert, geringer Kollagenanteil
- **Intertubuläres Dentin**: füllt die Räume zwischen dem peritubulären Dentin aus; geringer mineralisiert.

Bis zum Abschluss des Wurzelwachstums gebildetes Dentin bezeichnet man als **Primärdentin**. Hiervon zu differenzieren ist:
- **Sekundärdentin**: lebenslang physiologisch nachgebildetes Dentin, das zu einer zunehmenden Pulpaatrophie führt
- **Tertiärdentin** (**reparatives** oder **Reizdentin**): auf einen pathologischen Reiz hin gebildetes Dentin, z. B. infolge von Knirschen oder Beschleifen des Zahnes beim Zahnarzt. Ohne reguläre histologische Dentincharakteristika wie das Primär- und Sekundärdentin mit seinen peri- und intertubulären Dentinbereichen.

> Im Zahnschliff sind im Dentin physiologischerweise Wachstumslinien (**Von-Ebner-Linien**) sichtbar. Pathophysiologisch durch metabolische Störungen entstehende Wachstumslinien werden als **Owens-Linien** bezeichnet.

Zement
Am Zahnhals geht der Schmelz in den 0,1–0,5 mm dicken, desmal ossifizierenden Zement über, der in Aufbau, Gewebestruktur und Zusammensetzung dem Knochen gleicht. Zement besteht in Gew.-% zu 61 % aus Hydroxylapatit, zu 27 % aus organischer Matrix und zu 12 % aus Wasser. Er wird von **Zementoblasten** gebildet. Den Zement durchziehende Kollagenfasern, sog. **Sharpey-Fasern**, verbinden den Zement mit dem Desmodont.

Zahnpulpa
Die Pulpa, einschließlich der Wurzelkanäle, hat ein Grundgerüst aus retikulären Fasern und mesenchymalem Bindegewebe, in das Blut- und

Lymphgefäße sowie ein Nervengeflecht, der **Raschkow-Plexus**, eingelagert sind. Vom Plexus reichen dendritische Axone in die Dentinkanälchen und übermitteln Schmerzsignale.

Desmodontium und Gingiva
Das 0,1–0,3 mm starke Desmodontium (Parodontium) aus straffem kollagenem Bindegewebe verbindet den Zahn über den Zement mit dem Alveolarknochen. Die Gingiva, die den Zahn im Halsbereich bedeckt, setzt sich aus einem verhornten Plattenepithel und einer kollagenfaserreichen Lamina propria zusammen. Über das **Saumepithel**, das zum Schmelz hin eine Basalmembran und Hemidesmosomen ausbildet, ist die Gingiva fest mit dem Zahn verbunden.

Karies bezeichnet die bakteriell und säurebedingte Zerstörung von Zahnhartsubstanzen bis zur Pulpa, **Parodontitis** die bakterielle Zerstörung des Saumepithels, eventuell mit anschließender Degeneration des gesamten Desmodontiums.

■ Genereller Wandaufbau des Magen-Darm-Trakts

Die Wand von Ösophagus, Magen und Darmtrakt (Rumpfdarm) besteht von luminal nach extraluminal aus:
- **Tunica mucosa** (Mukosa):
  - Lamina epithelialis
  - Lamina propria: besteht aus zell- und blutgefäßreichem retikulärem Bindegewebe mit vielen für das Immunsystem wichtigen Zellen wie z. B. Eosinophile, Granulozyten, Lymphozyten, Makrophagen und Plasmazellen
  - Lamina muscularis mucosae (Muscularis mucosae): ist die Muskelschicht der Schleimhaut. Besteht aus glatter Muskulatur und ist nur im Rumpfdarm zu finden
- **Tela submucosa** (Submukosa): lockeres Bindegewebe, das den **Plexus submucosus** (**Meißner-Plexus**) sowie Blut- und Lymphgefäße enthält
- **Tunica muscularis** (Muscularis propria): besteht aus dem Str. circulare (Ringmuskelschicht) und dem Str. longitudinale (Längsmuskelschicht). Zwischen beiden Schichten liegt der **Plexus myentericus** (**Auerbach-Plexus**).

- **Tunica serosa** (Serosa) mit **Tela subserosa** (Subserosa) bei intraperitonealen Organen oder **Tunica adventitia** (Adventitia) bei extraperitonealen und retroperitonealen Organen: Die Oberfläche der Serosa besteht zur Bauchhöhle hin aus flachem bis kubischem einschichtigem Plattenepithel (**Mesothel**). Dort bildet die Serosa das Peritoneum viscerale.

Beim **Carcinoma in situ** (CIS) handelt es sich um eine intraepitheliale Zellneubildung (**Neoplasie**), die die Basallamina nicht durchbrochen hat. Makroskopisch ist das Epithel im Bereich des CIS häufig verdickt. Mikroskopisch zeigt das Epithel **Atypien**, den Verlust der Differenzierung der einzelnen Zellen sowie den Verlust des physiologischen Schichtungsmusters.

Enterisches Nervensystem (ENS, intramurales Nervensystem)
Das ENS setzt sich aus dem **Meißner-** und dem **Auerbach-Plexus** zusammen. Der Meißner-Plexus innerviert die Submukosa, der Auerbach-Plexus Ring- und Längsmuskelschicht. Das ENS steuert die Leistungen des Rumpfdarms wie Sekretion, Motorik und Durchblutung und wird von Sympathikus wie Parasympathikus gesteuert, arbeitet aber auch ohne deren Einfluss. Als Neurotransmitter fungieren u. a. Acetylcholin, ATP, Noradrenalin, opioide Peptide, Substanz P, VIP und NO. Außer Parasympathikus und Sympathikus haben die **interstitiellen Zellen von Cajal** als Schrittmacher Einfluss auf das ENS; diese Zellen finden sich zwischen Ring- und Längsmuskelschicht.

■ Ösophagus

Seine Mukosa zeigt längsverlaufende Falten. Die Lamina epithelialis mucosae besteht aus mehrschichtigem unverhorntem Plattenepithel. Die Submukosa enthält die **Gll. oesophageae**, kleine muköse Drüsen, welche Muzine sezernieren. Im oberen Drittel des Ösophagus besteht die Muscularis propria aus quer gestreifter Skelettmuskulatur, im mittleren Drittel aus quer gestreifter und glatter Muskulatur und im unteren Drittel nur aus glatter Muskulatur. Lediglich das kurze abdominal gelegene Stück des Ösophagus ist von Serosa überzogen. Der extraperitoneal gelegene Teil hat einen Überzug aus Adventitia.

Eine Inkompetenz des unteren Ösophagussphinkters führt zum Rückfluss von saurem Mageninhalt in den Ösophagus und so zu einer Refluxösophagitis mit epithelialen Defekten, Erosionen, Nekrosen und schließlich Ulzerationen im unteren Ösophagusdrittel oral der Übergangszone von Platten- zu Zylinderepithel, die bei endoskopischen Untersuchungen makroskopisch als sogenannte Z-Linie zu erkennen ist.

Das Plattenepithel des unteren Ösophagusdrittels passt sich an, indem es sich mittelfristig zu einem Zylinderepithel mit Becherzellen entwickelt. Dieser Vorgang – die Entwicklung eines ausdifferenzierten Gewebes in ein anderes ausdifferenziertes Gewebe – wird als **Metaplasie** bezeichnet.

Das entstehende Zylinderepithel, das nicht mit dem Zylinderepithel der Magenschleimhaut übereinstimmt, wird auch als **Barrett-Ösophagus** bezeichnet. In ihm entstehen häufig Dysplasien, aus denen sich Präkanzerosen entwickeln können, die mit einem erhöhten Risiko für die Entwicklung eines **Adenokarzinoms** verbunden sind.

■ Magen

Die Mukosa des Magens zeigt schräg und quer verlaufende Falten, die **Plicae gastricae**, die bei starker Magenfüllung zusätzlichen Raum bereitstellen können. Die Mukosa besteht aus einem einschichtig hochprismatischen Oberflächenepithel, das Schleim bildet, v. a. Muzine, und Vertiefungen in die Lamina propria, die **Foveolae gastricae** (Magengrübchen), ausbildet. Die Foveolae wiederum zeigen tubulöse Einmündungen bis in die Muscularis mucosae, die **Gll. gastricae propriae** (Magendrüsen) genannt werden. Die Verbindung zwischen den Foveolae und den Drüsen ist der **Isthmus**.

Das Oberflächenepithel, das durch Prostaglandine und Sekretin zur Schleimbildung stimuliert wird, formt eine Schutzbarriere gegen den sauren Magensaft. Verstärkt wird dieser Effekt durch in den Schleim eingelagertes Bikarbonat, das bei der Magensäurebildung anfällt.

Die Lamina propria der Pars pylorica kann einzelne Lymphfollikel aufweisen. Die Muscularis propria ist aus einer Ring- und Längsmuskelschicht sowie aus einer zusätzlichen dritten inneren Schicht mit schräg verlaufenden glatten Muskelzellen, den **Fibrae obliquae**, aufgebaut. Der Magen ist außen von Serosa überzogen.

Cardia ventriculi
Die spezifischen Magendrüsen bilden eine Schleimschicht, die das Oberflächenepithel zusätzlich schützt. Foveolae nehmen ca. $^{1}/_{3}$ der Schleimhautdicke ein.

Korpus und Fundus ventriculi
In Korpus und Fundus sind die Foveolae flach. Die Drüsen lassen sich hier nach ihrem Aufbau in Drüsenhals und Drüsenhauptteil einteilen. Der Drüsenhals ist reich an Stammzellen sowie Neben- und Parietalzellen. Im Drüsenhauptteil sind Hauptzellen und in geringerem Umfang enteroendokrine Zellen enthalten.

Stammzellen. Aus den dünnen stäbchenförmigen, häufig durch Mitosefiguren gekennzeichneten Stammzellen regenerieren sich alle Typen der spezifischen Drüsenzellen von Korpus und Fundus. Sie finden sich auch im Isthmus.

Nebenzellen. Dies sind im H.E.-Schnitt blasse, stiftchenförmige Zellen. Sie produzieren Muzine, die sich von denen des Oberflächenepithels ultrastrukurell unterscheiden.

Parietalzellen (Belegzellen). Sie enthalten viele Mitochondrien, die als wichtige Energielieferanten für die Ionenpumpen dienen. Die Mitochondrien führen zu einem eosinophilen oder azidophilen Aussehen der Parietalzellen. Mikroskopisch zeigen die Belegzellen eine oval abgerundete Form, sind größer als die übrigen Drüsenzellen und wirken häufig wie von außen auf die Drüsenschläuche aufgesetzt. Apikal sie zur Oberflächenvergrößerung Mikrovilli. Die Parietalzellen produzieren **HCl** (Magensäure), Histamin aus ECL-Zellen (enterochromaffin-like cells) und Gastrin aus G-Zellen. Im ruhenden Zustand weist die Parietalzelle im Intrazellularraum tubuläre und vesikuläre Strukturen auf. Bei Aktivierung zur Säurebildung fusionieren diese Strukturen mit der apikalen Plasmamembran zu **intrazellulären Canaliculi**. Die in den tubulovesikulären Strukturen befindlichen Protonenpumpen, die H^+/K^+-ATPasen, sind nun Teil der Plasmamembran. Die Protonenpumpen transportieren anschließend Protonen in Form von H^+-Ionen im Austausch für K^+-Ionen gegen ein pH-Konzentrationsgefälle aus der Zelle, in der ein pH von 7 herrscht, in den Magensaft, wo der pH bei 1,5

liegt. Wird ein H^+-Ion aus der Zelle transportiert, folgt ihm ein Cl^--Ion in das Drüsenlumen, wo sich beide zu Salzsäure verbinden.
Daneben produziert die Parietalzelle den **Intrinsic-Faktor**, der an aufgenommenes Vitamin B_{12} bindet und für dessen Resorption im terminalen Ileum entscheidend ist.

Hauptzellen. Sind kleine exokrine Drüsenzellen, die Pepsinogene (Zymogene, inaktive Enzymvorstufen) produzieren, die aufgenommene Nahrungsprotein spalten sollen. Die Zellen sind basophil, da sie einen hohen Gehalt an rER und Sekretgranula aufweisen. Stimuliert werden die Zellen durch Gastrin aus G-Zellen und Acetylcholin vom Parasympathikus.

Pars pylorica
Die Foveolae sind hier tief und zeigen einen verzweigten, stark gewundenen Aufbau (→ Abb. 2.7). In den Drüsen findet man **G-Zellen**, endokrine Zellen, die Gastrin produzieren.

Stimuliert werden die Zellen durch Acetylcholin des Parasympathikus, Peptide aus den Nahrungsproteinen sowie durch eine Dehnung der Magenwand. Hemmend wirken Somatostatin und HCl.

■ Dünndarm

Enterozyten
Im einschicht hochprismatischen Epithel des Dünndarms finden sich **Enterozyten**, die einen Bürstensaum an der apikalen Oberfläche bilden und in ihrer apikalen Membran alkalische Phosphatasen, ATPasen, Disaccharidasen und Peptidasen tragen. Ihre Mikrovilli sind von einer PAS-positiven Glykokalix überzogen.

Becherzellen
Zwischen den Enterozyten finden sich eingestreut mikrovillifreie Becherzellen, die Schleim produzieren, der eine Schicht auf der Glykokalix

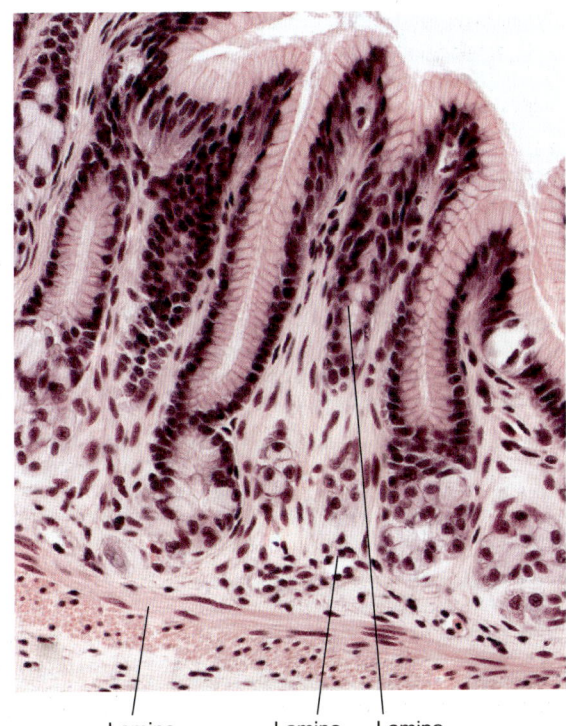

Abb. 2.7 Epithel der Pars pylorica (H.E., 150-fach) [E353]

Lamina muscularis — Lamina propria — Lamina epithelialis

2 Histologie der Organe

der Enterozyten-Mikrovilli bildet, um die innere Dünndarmoberfläche zu schützen.

Innere Oberfläche des Darms
Im gesamten Dünndarm zeigen sich Ausstülpungen des Oberflächenepithels und der Lamina propria, die sog. **Darmzotten** (**Villi intestinales**). Diese sind 1 mm lang und 0,15 mm dick. Die Lamina propria der Zotten enthält glatte Muskelzellen, die der Zottenkontraktion dienen und damit als **Zottenpumpen** fungieren, sowie kleine Blut- und Lymphgefäße. Die Blutgefäße bilden ein Netz aus Kapillaren mit fenestriertem Endothel, und dienen dem Abtransport der resorbierten Aminosäuren und Kohlenhydrate, während die Aufgabe der Lymphgefäße im Abtransport der resorbierten Fette besteht. Im Zottenstroma liegen zudem viele freie Zellen wie etwa Mast- und Plasmazellen, die der Abwehr dienen.

Zwischen den Zotten finden sich tubulöse Einstülpungen der Lamina propria, die bis zur Muscularis mucosae reichen und als Krypten (Gll. intestinales, **Lieberkühn-Krypten**) bezeichnet werden. Bei ihnen handelt es sich um 100–250 µm tiefe schlauchförmige Gebilde.

Zelltypen in den Krypten
Paneth-Körnerzellen. Gruppen von ihnen finden sich an der Basis der Krypten. Diese Zellen enthalten im H.E.-gefärbten Präparat eosinophile sekretorische Granula. Letztere enthalten **Lysozym**, das bakterizid wirkt, indem es das Murein der Bakterienzellwände zerstört.

Stammzellen. Befinden sich auch an der Basis der Krypten. Die aus den Stammzellen neu entstandenen Zellen wandern in Richtung der Zotten und differenzieren sich immer mehr zu Becherzellen und Enterozyten. In der Zottenspitze werden diese innerhalb weniger Tage abgeschilfert und durch neue ersetzt.

Enteroendokrine Zellen. Sie bilden Cholezystokinin, Gastrin, Motilin, Sekretin, Serotonin. Zellen, die vor allem Serotonin produzieren, werden als enterochromaffine Zellen (EC-Zellen) bezeichnet und sorgen für die Darmmotilität.

> Durch **Plicae circulares** (Ringfalten, **Kerckring-Falten**), Darmzotten und Mikrovilli ist die Dünndarmoberfläche auf 100–200 m^2 vergrößert, sodass der Dünndarm noch vor der Haut das Organ mit der größten Oberfläche ist.

> Plicae circulares sind Aufwerfungen der Mukosa und Submukosa und verstreichen im Gegensatz zu den Plicae gastricae im Magen auch bei maximaler Füllung **nicht**.

Duodenum
Im Zwölffingerdarm sind Zotten und Falten am dichtesten und höchsten bzw. tiefsten. In Richtung Jejunum nehmen Zottendichte und -höhe ab, die Becherzellen zahlenmäßig zu, und die Krypten werden tiefer. In der Submukosa findet man verzweigte, tubulöse, in Gruppen liegende **Brunner-Drüsen** (Gll. duodenales) die in die Krypten münden. Stimuliert werden sie durch Sekretin. Sie bilden ein alkalisches, bikarbonat- und schleimhaltiges Sekret, welches den sauren Mageninhalt neutralisiert und so das Oberflächenepithel schützt. Im Bulbus duodeni fehlen Plicae circulares. Im Duodenum und im geringen Teil auch im Jejunum ansässige enteroendokrine **I-Zellen** produzieren **Cholezystokinin** (CCK), das die Ausschüttung der Galle aus der Gallenblase und die Pankreasenzymsekretion anregt.

Jejunum
Es schließt an das Duodenum an und geht in das Ileum über. Doch fehlen dem Jejunum sowohl die Brunner-Drüsen, die ein Merkmal des Duodenums sind, als auch die Peyer-Plaques, die ein Merkmal des Ileums sind.

Ileum
Das Ileum enthält 1–4 cm lange und 1 cm breite Peyer-Plaques (Noduli lymphoidei aggregati). Bei jeder Plaque handelt es sich um eine Ansammlung von ca. 300 Lymphfollikeln, die gegenüber dem Mesenteriumansatz in der Mukosa und Submukosa liegen. Oberhalb der Lymphfollikel befinden sich im Epithel, hier **Domepithel** genannt, die **M-Zellen**. Die Muscularis mucosae des Ileums ist schwach ausgeprägt, Plicae circulares sind niedrig oder fehlen ganz. Zotten sind in geringer Zahl vorhanden und kürzer. Im Ileum werden konjugierte Gallensäuren sowie Vitamin B$_{12}$ über einen Intrinsic-Faktor-Rezeptor, der aus den Proteinen **Cubulin** und **Megalin** besteht, resorbiert.

■ Dickdarm
Hier finden sich **keine** Zotten, jedoch viele dicht stehende tiefe Krypten, die bis in die Muscularis

mucosae reichen. Das Oberflächenepithel besteht aus einschichtig hochprismatischen Zellen, sog. **Kolonozyten** (Saumzellen). Das Kryptenepithel setzt sich ebenfalls aus Kolonozyten zusammen, in die viele Becherzellen eingestreut sind. Im Oberflächenepithel sind die Becherzellen dagegen seltener vertreten. Der durch die Becherzellen produzierte Schleim bildet auf der Oberfläche des Dickdarms einen Schleimteppich und macht sie dadurch gleitfähig. Die schleimhautbildenden Zellen regenieren sich in der Tiefe der Krypten aus Stammzellen. Die Zellen wandern unter zunehmender Differenzierung in die Kryptenspitzen, wo sie absterben.

Das einschichtig hochprismatische Epithel des Dickdarms zeigt an seiner Oberfläche viele kurze Mikrovilli, die Natrium, Chlorid und Wasser resorbieren. In der Lamina propria sind neben Abwehrzellen auch Lymphfollikel, aber keine Lymphgefäße zu finden. Die Submukosa ist mit vielen Fettzellen angereichert, wodurch Fettgewebsanhängsel (**Appendices epiploicae**) entstehen.

Die Plicae circulares des Dünndarms finden sich **nicht** im Dickdarm. Die Falten des Dickdarms, die **Plicae semilunares**, verlaufen halbkreisförmig. Sie entstehen bei Kontraktion der Ringmuskulatur. Ausbuchtungen zwischen den Plicae semilunares werden **Haustren** genannt. Die Längsmuskulatur des Kolons ist – mit Ausnahme von Appendix vermiformis und Canalis analis – auf drei Bänder reduziert: die **Taeniae libera, mesocolica** und **omentalis**.

> Der Ursprung **kolorektaler Karzinome** liegt in der Lamina epithelialis mucosae. Das Karzinom wird als invasiv bezeichnet, wenn es die Lamina muscularis mucosae durchbricht.

Appendix vermiformis
Beim Wurmfortsatz sind Ring- und Längsmuskelschicht geschlossen. Mukosa und Submukosa enthalten viele Lymphfollikel, entsprechend der Aufgabe der Appendix als lymphatisches Organ. Im Bereich der Lymphfollikel sind kaum Krypten und keine Muscularis mucosae vorhanden. Im Oberflächenepithel finden sich Becherzellen und M-Zellen. Das Appendixlumen enthält häufig Darminhalt und Abwehrzellen.

Canalis analis
Im Analkanal, dem **Kontinenzorgan**, geht das einschichtig hochprismatische Epithel des Dickdarms in das mehrschichtig verhornte Plattenepithel der Haut über.

■ Leber

Die Leber wird von der bindegewebigen **Glisson-Kapsel** überzogen. Durch die V. portae hepatis wird die Leber zu 75 % mit sauerstoffarmem, nährstoffreichem Blut versorgt, für die restlichen 25 % ist die A. hepatica propria verantwortlich, deren sauerstoffreiches Blut der Eigenversorgung der Leber dient.

Baueinheit der Leber ist das **Leberläppchen** (Zentralvenenläppchen, → Abb. 2.8) mit einer Größe von 1–2 mm. Schematisch gesehen sind die vielen Leberläppchen als nebeneinander liegende Sechsecke angeordnet und jeweils von dünnen Bindegewebsstreifen umgeben. Dort, wo Leberläppchen aneinandergrenzen, liegen die **Periportalfelder** (Glisson-Felder), in denen sich die sog. **Glisson-Trias** befindet, die sich jeweils aus einem Ast der V. portae hepatis, der A. hepatica communis und des Gallengangs zusammensetzt. Größte Struktur der Glisson-Trias ist die Venole. Das **Gallenkanälchen** (**Canaliculus biliferus**) ist mit kubischem Epithel ausgekleidet. Im Zentrum der ca. 1 Mio. Leberläppchen befindet sich die **Zentralvene** (V. centralis) der Leber, die Einmündungen der Sinusoide enthält.

Hepatozyten
Der Hepatozyt hat einem Durchmesser von 20–30 μm und einen runden, zentral liegenden Kern. Manche Zellen enthalten sogar zwei Kerne. Die Kerne sind meist diploid, sehr große Kerne auch polyploid. Das Zytoplasma der Hepatozyten enthält viel gER und rER, Mitochondrien, Golgi-Apparate, Lysosomen und sekretorische Vesikel.

Zwischen den Hepatozyten, die balkenförmig zu sog. Leberzellbalken angeordnet sind und radiär auf die Zentralvene zulaufen, liegen **Sinusoide**, bei denen es sich um weitlumige Blutkapillaren mit einem Lumendurchmesser von bis zu 15 μm mit offen gefenstertem Endothel handelt. Die basolaterale Seite der Hepatozyten, die an die Sinusoide grenzt, wird als **Blutpol** bezeichnet.

Kupffer-Zellen
An der luminalen Seite des Sinusoidendothels befinden sich Makrophagen, die in der Leber als **Kupffer-Zellen** bezeichnet werden. Sie phagozytieren gealterte Erythrozyten.

2 Histologie der Organe

Disse-Raum
Zwischen Sinusoiden und Hepatozyten liegt der **perisinusoidale Raum**, auch **Disse-Raum** genannt. Es ist der Ort des Stoffaustauschs zwischen Hepatozyten und Blut. Der Stoffaustausch wird durch die auf den Hepatozyten sitzenden Mikrovilli verbessert, unter anderem werden Plasmaproteine, Gerinnungsfaktoren und Aminosäuren resorbiert und sekretiert.

Im Disse-Raum liegen außerdem **Ito-Zellen** (perisinusoidale Zellen, Sternzellen, Fettspeicherzellen), für die große Fetttropfen charakteristisch sind. Sie speichern fettlösliche Vitamine.

Gallenkanälchen
Hepatozyten sind durch Tight junctions miteinander verknüpft und bilden so die **Gallenkanälchen** (Canaliculi biliferi), die sich in den Periportalfeldern zu größerlumigen Gallengängen vereinen. Die apikale Seite der Hepatozyten, die an die Gallenkanälchen grenzt, wird als **Gallepol** bezeichnet. In diesen ragen die Mikrovilli der Hepatozyten. Die gebildete Galle gelangt durch Schaltstücke aus flachem Epithel, die sog. **Hering-Kanälchen**, in die interlobulären Gallengänge, die Ductus biliferi interlobulares. Einige der Zellen, die das Hering-Kanälchen bilden, scheinen **Stammzellen** zu sein, aus denen sich Hepatozyten und Gallengangsepithel regenerieren.

Leberläppchenkonzepte
Das Leberläppchen ist die kleinste funktionelle Baueinheit der Leber.

Klassisches Leberläppchen. Im Zentrum eines Läppchens befindet sich die Zentralvene. In den intralobulären Sinusoiden fließt das Blut aus der Peripherie auf die Zentralvene zu.

Azinus. Im Zentrum stehen hier die interlobulären Venolen und Arteriolen zwischen zwei Leberläppchen. Vom Zentrum gehen nach rechts und links Äste ab, die in die Leberläppchen eindringen. Dabei unterteilt man drei Versorgungszonen:
- **Zone 1**: Peripherie des klassischen Leberläppchens. Diese Zone liegt den Gefäßen der Glisson-Trias am nächsten und ist am besten mit Sauerstoff und Nährstoffen versorgt.
- **Zone 2**: intermediäre Zone. Wird schlechter versorgt als Zone 1.
- **Zone 3**: Zentrum des klassischen Leberläppchens. Ist am weitesten vom Azinuszentrum entfernt und wird am schlechtesten versorgt.

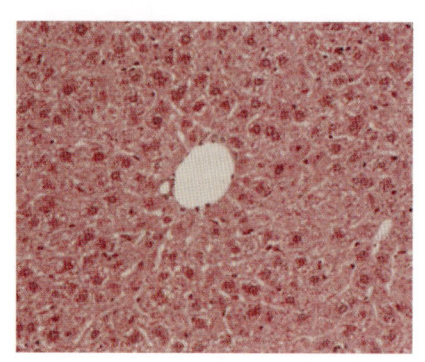

Abb. 2.8 Klassisches Leberläppchen mit Zentralvene (H.E., 400-fach) [F220]

Portalläppchen. Im Zentrum des Portalläppchens liegt der Gallengang. Hier steht die exokrine Funktion der Leber in der Betrachtung im Vordergrund.

Hepatitis. Entzündung des Leberparenchyms. Ursachen sind u. a. virale Infektionen, z. B. mit Hepatitisviren, und chronischer Alkoholabusus. Bei chronischen Entzündungen kommt es zu einer überschießenden fehlgeleiteten Regeneration der Leber. Dabei entstehen Regeneratknoten mit fehlerhafter Mikroarchitektur, u. a. Leberläppchen, deren Sinusoide ein geschlossenes Kapillarendothel haben. Zudem kommt es zu einer überschießenden Vermehrung des kollagenen Bindegewebes durch Myofibroblasten, die aus zytokinaktivierten, im Disse-Raum ansässigen, Ito-Zellen entstehen (**Zirrhose**). In einer zirrhotischen Leber entwickelt sich häufig ein **hepatozelluläres Karzinom**.

■ Gallenblase und Ductus choledochus

Die Gallenblase ist überwiegend von Serosa überzogen, wo sie dem rechten Leberlappen anliegt, ist sie von Adventitia bedeckt. Der Ductus choledochus ist in seinem extrapankreatischen Teil von Serosa, sonst von Adventitia bedeckt. Die Wand sowohl der Gallenblase als auch des Ductus choledochus besteht aus Tunica mucosa und Tunica muscularis. Die Tunica mucosa besteht aus Oberflächenepithel und Lamina propria, eine Muscularis mucosae fehlt.

Tab. 2.1 Wichtige hydrolytische Enzyme des exokrinen Pankreas

Proenzym	Enzym	Funktion des Enzyms
Endopeptidasen		
Proelastase	Elastase	Spaltung von Elastin in Oligo- und Polypeptide
Chymotrypsinogen	Chymotrypsin	Spaltung von Proteinen in Oligo- und Polypeptide
Trypsinogen	Trypsin	
Exopeptidasen		
Procarboxypeptidase A und B	Carboxypeptidase A und B	Spaltung von Oligo- und Polypeptiden zu Aminosäuren
Proaminopeptidasen	Aminopeptidasen	
Enzyme zur Kohlenhydratspaltung		
	α-Amylase	Spaltung von Glykogen in Oligosaccharide und Maltose
	Maltase	Spaltung von Maltose in Glukose
Enzyme zur Lipidspaltung		
	Lipase	Spaltung von Fettsäureestern
Prophospholipase A	Phospholipase A	
Enzyme zur Ribonukleinsäurespaltung		
	Desoxyribonuklease	Spaltung von Ribonukleinsäuren (RNS)
	Ribonuklease	

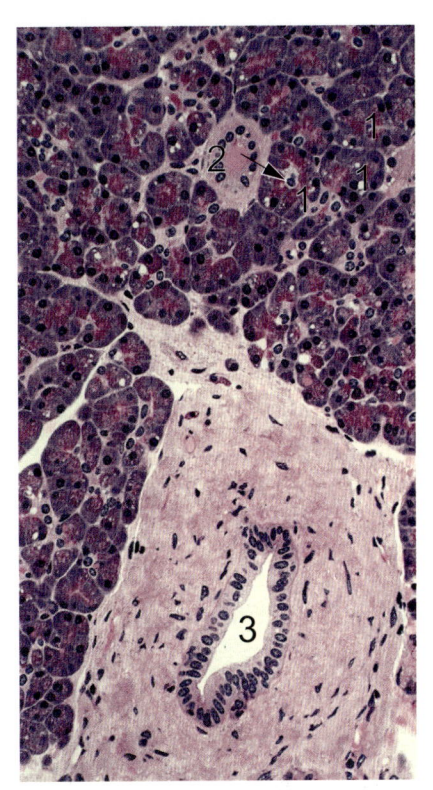

Abb. 2.9 Pankreas: Azini (1), intralobulärer Ausführungsgang (2), interlobulärer Ausführungsgang (3) und zentroazinäre Zellen (→). Die Azinuszellen erscheinen basophil mit eosinophilen Sekretionsgranula an ihrem Apex (H.E., 150-fach) [M375]

Gallenblase

Beim Oberflächenepithel handelt es sich um einschichtig hochprismatische oder zylindrische Epithelzellen mit Mikrovilli. Becherzellen fehlen, und es kommen nur vereinzelt enteroendokrine Zellen vor. Das Oberflächenepithel ist in Falten aufgeworfen, die je nach Füllungsgrad der Gallenblase verstreichen können und stellenweise in der Tiefe bis in die Tunica muscularis reichen. Die durch die Falten gebildeten Hohlräume heißen **Rokitansky-Aschoff-Krypten**. Die Tunica muscularis besteht aus glatten Muskelzellen, die durch CCK und seitens des Parasympathikus durch Acetylcholin stimuliert werden.

Die Hauptzellen dienen der Resorption von NaCl. Wasser folgt diesem Gradienten und bewirkt damit die Eindickung der Galle.

Ductus choledochus

Der Ductus choledochus ist von einem einschichtig prismatischen Epithel ausgekleidet. Becherzellen sind hier nicht vorhanden, wohl aber einige muköse Drüsen.

■ Exokrines Pankreas

Das exokrine Pankreas besteht hauptsächlich aus serösen tubuloazinären Endstücken, den **Azini** (→ Abb. 2.9). Seine Azinuszellen enthalten einen ausgeprägten Golgi-Apparat und apikal gelegene Sekretgranula, die auch als **Zymo-**

2 Histologie der Organe

gengranula bezeichnet werden, da sie in der Mehrheit inaktive Enzymvorstufen (**Proenzyme**) enthalten. Weiter enthalten sie viel rER zur Proteinsekretion, wodurch ihr Zytoplasma am basalen Zellpol basophil erscheint. Durch den N. vagus und CCK werden die Azinuszellen zur Exozytose der (Pro-)Enzyme stimuliert (→ Tab. 2.1). Schaltstücke stülpen sich in die Azini bis zu deren Zentrum ein, weshalb sie auch als **zentroazinäre Zellen** bezeichnet werden.
Schaltstücke vereinen sich zu einem intralobulären Ausführungsgang. Schaltstücke und Ausführungsgänge sind mit flachem bis kubischem Epithel ausgekleidet, das, stimuliert durch Sekretin, Wasser und HCO_3^--Ionen sekretiert. Intralobuläre Ausführungsgänge münden in interlobuläre Ausführungsgänge; diese gehen dann wiederum in den Ductus pancreaticus über.
Die interlobulären Ausführungsgänge und der Ductus pancreaticus sind mit einem einschichtig kubischen oder zylindrischen Epithel ausgekleidet, welches Muzine sekretiert.

> Das exokrine Pankreas enthält im Gegensatz zu den großen Mundspeicheldrüsen **keine** Streifenstücke.

■ CHECK-UP

- ☐ Worin unterscheiden sich die Gll. parotidea, submanidbularis und sublingualis histologisch?
- ☐ In welchem Abschnitt des Magens befinden sich Parietalzellen und welche Funktion haben sie?
- ☐ Beschreiben Sie den allgemeinen Wandaufbau von Magen und Darmtrakt!

Endokrine Organe

■ Epiphyse

Zytologie

Die Epiphyse (**Corpus pineale**, Zirbeldrüse) ist knapp 0,5 cm groß. In ein Gerüst aus Astrozyten sind epitheloide Zellen, die sog. **Pinealozyten**, eingebettet. Diese sind mit den Fotorezeptorzellen der Retina verwandt; allerdings haben sie ihre Lichtempfindlichkeit verloren. Sie haben synaptischen Kontakt zu postganglionären sympathischen Nervenfasern aus dem **Ganglion cervicale superius**, das wiederum Informationen aus der Retina über den **Ncl. suprachiasmaticus**, den Sitz der inneren Uhr, bezieht. Daneben lassen sich in der Epiphyse extrazelluläre Kalziumsalzablagerungen gemischt mit organischem Material, die sog. **Corpora arenacea** (Hirnsand, **Azervulus**), finden. Mit fortschreitendem Lebensalter nehmen diese Ablagerungen in Anzahl und Größe zu.

Funktion

Wenn die Epiphyse die Information „Dunkelheit" bekommt, schüttet sie das Hormon **Melatonin**, ein Abkömmling des Serotonins, aus. Während das Melatonin in Blut und Liquor des ganzen Körpers zirkuliert, bindet es an Melatoninrezeptoren verschiedener Zellen, v. a. aber an Neurone des **Ncl. suprachiasmaticus**, die dann wiederum Einfluss auf die saisonale, zirkadiane und gonadale Rhythmik nehmen.

■ Hypothalamus-Hypophysen-Achse (HHA)

Die Hypophyse besteht aus:
- **Adenohypophyse**:
  - Pars distalis: der eigentliche Vorderlappen
  - Pars intermedia: Mittellappen
  - Pars tuberalis: Trichterlappen
- **Neurohypophyse**:
  - Pars nervosa: der eigentliche Hinterlappen
  - Infundibulum: Hypophysenstiel.

Das Epithelzellen-Parenchym des HVL ist in ein Stroma aus retikulärem Bindegewebe und sinusoidalen Kapillaren eingebettet. Es setzt sich aus fünf verschiedenen Zelltypen zusammen, welche die fünf Hormone des HVL produzieren, die allesamt **pulsatil** (rhythmisch) freigesetzt werden.

Zellarten. In der Gomori-Färbung unterscheidet man:
- **Azidophile Zellen**: produzieren nicht-glandotrope Hormone, die ohne die Zwischenschaltung einer anderen endokrinen Drüse ihre Wirkung entfalten. Man unterscheidet **mammotrope Zellen**, die Prolaktin produzie-

ren, und **somatotrope Zellen**, die GH (growth hormone, Wachstumshormon) herstellen.
- **Basophile Zellen**: produzieren glandotrope Hormone, die andere endokrine Drüsen stimulieren.
  - **Adrenokortikotrope Zellen**: sezernieren ACTH (adrenokortikotropes Hormon), das die Zonae reticularis und fasciculata der NNR stimuliert
  - **Gonadotrope Zellen**: produzieren die gonadotropen Hormone FSH (follikelstimulierendes Hormon) und LH (luteinisierendes Hormon)
  - **Thyreotrope Zellen**: sezernieren TSH (thyroideastimulierendes Hormon), das die Schilddrüse stimuliert
- **Chromophobe Zellen**: undifferenzierte Stammzellen und hormonentleerte Zellen, die kaum Farbe aufnehmen und deshalb blass erscheinen.

Blutgefäßversorgung. Die Steuerhormone werden aus Axonendigungen neurosekretorisch freigesetzt und treten an der Eminentia mediana ins Blut über. Die Eminentia mediana enthält zwei Kapillarbetten:
- **1. Kapillarbett (neurohämale Region)**: wird aus Ästen der **A. hypophysialis superior** gespeist. Anders als im restlichen ZNS sind die Kapillaren fenestriert, wodurch die BHS aufgehoben ist.
- Über **Vv. portales hypophysiales** erreichen die Steuerhormone dann den HVL, wo das **2. Kapillarbett** zu finden ist, das die Hormone zu ihren Zielzellen bringt. Auch die Kapillaren des 2. Betts sind fenestriert. Sie haben ein weites Lumen und liegen in hoher Zahl dicht beieinander.

Die einzigartige Konstruktion aus zwei Kapillarbetten mit zwischenliegenden Portalvenen wird aufgrund der Ähnlichkeit zum Magen-Darm-Trakt auch als Pfortadersystem der Hypophyse bezeichnet.

> Wichtige gutartige Tumore (Adenome):
> - Ein **Prolaktinom** führt zur Galaktorrhö (Milchlaufen).
> - Ebenfalls häufig sind **GH-bildende Adenome**, die bei noch offenen Wachstumsfugen zum hypophysären Riesenwuchs und bei geschlossenen zur Akromegalie führen.

Hypophysenmittellappen
Schmales Gewebeband, dessen Parenchym α-**MSH** (melanozytenstimulierendes Hormon) produziert. Es entsteht wie ACTH und endogene Opioide aus **POMC** (Proopiomelanocortin). Das α-MSH kann zu erhöhter Hautpigmentierung führen. Daneben enthält der Mittellappen **Kolloidzysten**, mit kubischem Epithel ausgekleidete Hohlräume, Überreste der **Rathke-Tasche**. Diese Tasche ist eine Ausstülpung der Mundbucht bzw. des ektodermalen Rachendachs.

> Wenn basophile Mittellappenzellen in den HHL eindringen, wird dieser Vorgang als **Basophileninvasion** bezeichnet.

Hypophysenhinterlappen (HHL)
Der HHL setzt sich aus **Pituizyten** (Gliazellen), Kapillaren und einem Gewirr aus marklosen Axonen und deren Endigungen zusammen, in denen die Hormone ADH (antidiuretisches Hormon, Adiuretin, Vasopressin) und Oxytocin zwar gespeichert, aber **nicht** produziert werden. Letzteres geschieht in den **Ncll. paraventriculares** und **supraoptici** des Hypothalamus. In den Perikarya dieser Kerngebiete werden die Hormone zusammen mit ihren **Neurophysinen** (Begleitproteine) in neurosekretorische Granula verpackt und mittels eines axonalen Transports über den **Tractus hypothalamohypophysialis** in den HHL transportiert. ADH ist für die Wasserrückresorption (↑) und den Blutdruckanstieg (↑) zuständig. Oxytocin stimuliert glatte Muskelzellen, die an der Milchejektion (↑) und der Wehentätigkeit des Uterus (↑) beteiligt sind.
Im HHL enthalten die Axone mit benachbarten fenestrierten Kapillaren zahlreiche stark mit Hormongranula angefüllte Varikositäten (**Herring-Körper**). Durch ebenfalls über den Tractus hypothalamohypophysialis laufende Aktionspotenziale kommt es zur Ausschüttung der Hormone aus den Varikositäten in die Kapillaren, die in die **A. hypophysialis inferior** münden.

2 Histologie der Organe

▪ Schilddrüse

Die Grundbaueinheit des Schilddrüsenparenchyms ist der etwa 50–1.000 µm große Schilddrüsenfollikel. Er setzt sich aus homogenem Kolloid zusammen. Der Follikel ist von einem einschichtigen Epithel aus Schilddrüsenepithelzellen, auch **Follikelepithelzellen** (**FE**) genannt, umgeben (→ Abb. 2.10). Nach außen (basolateral) ist das Epithel mit einer Basallamina abgegrenzt, untereinander sind die Zellen durch Tight junctions eng verbunden. Umrandet werden die einzelnen Follikel von einem schmalen Bindegewebssaum, der zahlreiche fenestrierte Kapillaren beherbergt. Zwischen den einzelnen FE, jedoch ohne Anschluss an das Kolloid, befinden sich die großen **C-Zellen** (Clear-Zellen, **parafollikuläre Zellen**). Im umgebenden Bindegewebe sind diese Zellen als einzelne Stränge vorhanden. C-Zellen sind im H.E.-Schnitt „heller" als die FE.

Schilddrüsenepithelzellen
Produktion der Schilddrüsenhormone. Unter dem Einfluss der Hormone TRH und TSH produzieren die FE die Tyrosinderivate T_3 (Trijodthyronin) mit 3 Jodresten und T_4 (Thyroxin) mit 4 Jodresten. Die Synthese der Hormone T_3 und T_4 beginnt, wenn in den FE das Glykoprotein **Thyreoglobulin** (TG) produziert und in das Follikellumen exozytiert wird, wo sich nichtjodierte Vorstufen von T_3 und T_4 befinden. In Korrelation zur Funktion enthalten die FE viel rER, einen ausgeprägten Golgi-Apparat und zahlreiche Vesikel. Am basolateralen Pol nehmen die FE mittels eines **Na^+-I^--Symporters** Jodid auf. Mithilfe von **Pendrin**, einem Anionenaustauscher, pumpen die FE das Jodid in das Follikellumen, wo es durch das in der apikalen Membran lokalisierte Enzym **Thyreoperoxidase** (TPO) oxidiert und sich anschließend mit den Tyrosylresten des TG verbindet.

Freisetzung der Schilddrüsenhormone. Sollen die Hormone freigesetzt werden, wird zunächst Kolloid endozytotisch von den FE aufgenommen. Daraufhin werden in den Lysosomen die Hormone T_3 und T_4 durch Proteolyse aus dem TG freigesetzt. Anschließend verlassen die Hormone, da sie lipophil sind, **passiv** per diffusionem die FE und gelangen in den Blutkreislauf. In der Peripherie entfalten die Hormone ihre Wirkung, indem sie an nukleäre Rezeptoren andocken.

Korrelation von Funktion und Struktur. Eine durch TSH stimulierte Schilddrüse zeigt im histologischen Schnitt hochprismatische FE und einen geringen Kolloidgehalt der Follikel. Begleitend finden sich Kolloidtröpfchen im apikalen Zytoplasma der FE. Bei fehlender Stimulation sind die FE flach, und die Follikel prall mit Kolloid gefüllt. Die Schilddrüse wird zur sog. **Stapeldrüse**.

C-Zellen
Die C-Zellen der Schilddrüse produzieren das Polypeptidhormon **Kalzitonin**, das bei Hyperkalzämie durch Hemmung der Osteoklasten die extrazelluläre Ca^{2+}-Konzentration senkt. Ansonsten spielt Kalzitonin im Ca^{2+}- und Phosphatstoffwechsel eines gesunden erwachsenen menschlichen Organismus nur eine untergeordnete Rolle.

▪ Nebenschilddrüsen

Zytologie
Die etwa 40 mg schweren **Epithelkörperchen** (**Gll. parathyroideae**) bestehen aus parathormonbildenden **Hauptzellen**, die bis zu 10 µm groß und polygonal geformt sind. Diese verfügen über wenig rER, Golgi-Zisternen und Speichergranula, dafür über einen variabel großen Gehalt an Glykogen und einen großen Zellkern. In Abhängigkeit vom Glykogengehalt wird zwischen **hellen** Hauptzellen mit viel Glykogen und **dunklen** mit wenig Glykogen unterschieden. Etwas

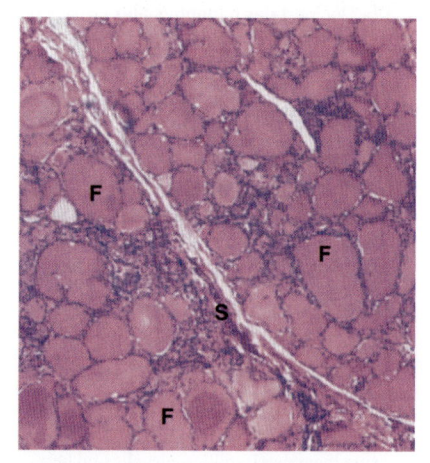

Abb. 2.10 Histologie der Schilddrüse: Schilddrüsenfollikel mit Kolloid (F), Bindegewebsseptum (S) (H.E., geringe Vergrößerung) [E354]

seltener finden sich in den Nebenschilddrüsen **oxyphile** (azidophile) **Zellen**. Sie entstehen aus den Hauptzellen und sind etwas größer als diese, haben aber einen kleineren Kern. Über ihre Funktion ist wenig bekannt. Ihr Name leitet sich von ihrem Mitochondrienreichtum ab. Daneben finden sich in den Nebenschilddrüsen ein Gewirr aus fenestrierten Kapillaren und mit zunehmendem Lebensalter immer mehr Fettzellen.

Funktion
Das von den Epithelkörperchen produzierte Peptid **Parathormon** (Parathyrin) reguliert die extrazelluläre Ca^{2+}- und Phosphatkonzentration.

■ Pankreasinseln

Inmitten des exokrinen Pankreas liegen etwa 1 Mio. endokrin aktiver Inseln, die sog. **Langerhans-Inseln**. Sie stellen den endokrinen Teil des Pankreas dar. Ihr Durchmesser beträgt jeweils 100–200 μm. In der H.E.-Färbung erscheinen sie heller als der exokrine Teil. Umspült werden sie von Kapillaren mit einem fenestrierten Endothel. Alle Langerhans-Inseln produzieren Peptidhormone.

Zytologie
A-Zellen (α-Zellen). Sie machen ca. 20 % aller endokrinen Pankreaszellen aus, liegen jeweils am Rand einer Insel und produzieren bei Blutglukoseabfall das Hormon **Glukagon**.

B-Zellen (β-Zellen). Mit knapp 70 % bilden sie die größte Gruppe unter den Zellen des endokrinen Pankreas. Durch einen hohen Blutglukosespiegel, Hormone wie **GIP** (Glucose-dependent insulin-releasing peptide, Gastric inhibitory peptide) und **GLP-1** (Glucagon-like peptide-1) aus enteroendokrinen Zellen sowie durch eine Stimulation des Parasympathikus sezernieren die Zellen **Insulin**.

D-Zellen (δ-Zellen). Sie machen nur 5 % der endokrinen Pankreaszellen aus und sezernieren **Somatostatin**.

PP-Zellen. Mit weit weniger als 5 % sind sie die kleinste Gruppe der Langerhans-Inselzellen. Sie produzieren das **pankreatische Polypeptid**. Alle vier Zelltypen finden sich darüber hinaus in geringerer Dichte als enteroendokrine Zellen verstreut über den gesamten MDT.

■ Nebenniere

Die Nebennieren (**Gll. suprarenales**) werden über einen subkapsulären Gefäßplexus mit Blut versorgt, der selbst wiedrum auf jeder Körperseite aus drei Aa. suprarenales gespeist wird. Von dort fließt das Blut durch sinusoide Kapillaren, deren Endothel fenestriert ist, an den Epithelsträngen der Nebennierenrinde entlang in die Drosselvenen des Nebennierenmarks und von dort in jeweils eine V. suprarenalis.

Nebennierenrinde (NNR)
Sie besteht aus drei Epithelsträngen pro Körperseite. Die Stränge in Richtung von der Kapsel hin zum Mark (→ Abb. 2.11):

- **Zona glomerulosa**: kleinster Bereich und Ort der **Mineralokortikoidbildung**. Die Zellen des Parenchyms sind klein und arm an Lipidtropfen.
- **Zona fasciculata**: größter Bereich und Ort der **Glukokortikoidbildung**. Die Parenchymzellen sind größer als in der Zona glomerulosa, und spezifisches Kennzeichen der Zellen ist ihr Reichtum an Fetttropfen.
- **Zona reticularis**: zweitstärkste Zone der Rinde. Enthält kleinere, azidophile und mit Lipofuszingranula angefüllte Zellen, die **Androgene** produzieren, die in anderen Organen als Präkursoren (Vorläufer) für die Östrogen- und Testosteronsynthese dienen.

Nebennierenmark (NNM)
In einem Geflecht aus retikulärem Bindegewebe und Nervenfasern befinden sich die großen, in Gruppen liegenden **epitheloiden Zellen**, die postganglionären sympathischen Neuronen entsprechen, jedoch weder Axone noch Dendriten haben. Sie werden über cholinerge Synapsen innerviert. Aufgrund ihres Färbeverhaltens mit Chromsalzen werden die Zellen auch als chromaffine oder phäochrome (*griech.* bräunliche) Zellen bezeichnet. Ihre katecholaminhaltigen Granula werden analog als chromaffine Granula bezeichnet.

Ansammlungen chromaffiner Zellen, die außerhalb des NNM liegen, werden als **Paraganglien** bezeichnet. Sie fungieren als Chemorezeptoren. Paraganglien sind meist variabel angeordnet und besonders pränatal sehr zahlreich vorhanden. Danach involiert der größte Teil von ihnen. Beispiele adulter Paraganglien sind das **Glomus aorticum abdominale (Zuckerkandl-Organ)** und der **Glomus caroticum**.

2 Histologie der Organe

Kapsel

Zona glomerulosa

Zona fasciculata

Zona reticularis

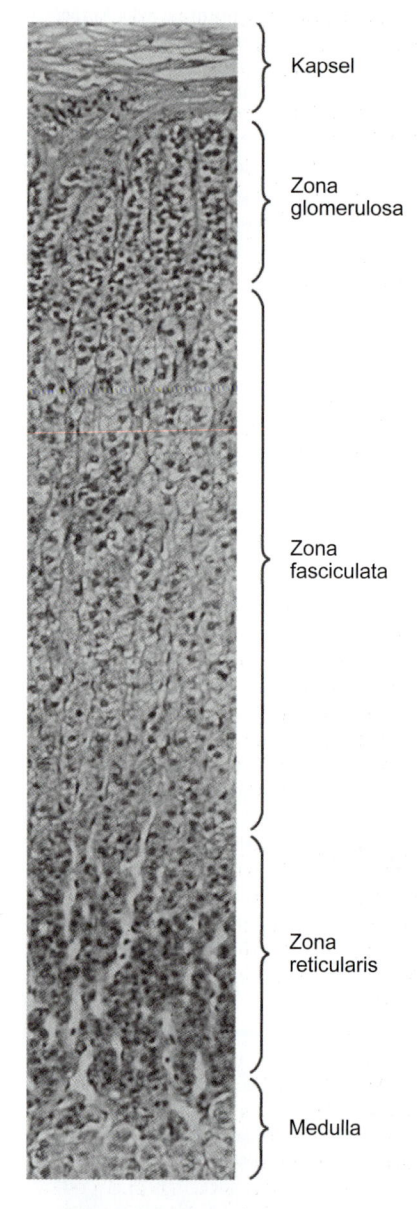

Medulla

Abb. 2.11 Übersicht über den Schichtenaufbau der Nebennierenrinde (schwarz-weiß, mittlere Vergrößerung) [E355]

Aufgaben der Nebennieren

NNR. Unter dem Einfluss von **Angiotensin II** produziert die NNR zum einen Mineralokortikoide wie **Aldosteron**, das in den Nieren für eine Na^+-Rückresorption (↑) sowie eine H^+- und K^+-Sekretion (↑) sorgt. Als Folge wird in den Gefäßen des ganzen Körpers Wasser zurückgehalten, wodurch der Blutdruck ansteigt.
Zum anderen produziert die NNR, stimuliert durch hypophysäres ACTH, Glukokortikoide wie **Kortisol** und Androgene. Kortisol wirkt auf den Kohlenhydrat-, Lipid- und Proteinstoffwechsel; in der Leber geschieht das anabol, in anderen Geweben wie Fett- und Muskelgewebe eher katabol. In höherer Konzentration wirkt Kortisol antiproliferativ und immunsuppressiv.

NNM. Hier wird die Aminosäure Tyrosin in **Katecholamine** umgewandelt und sezerniert. Die Glukokortikoide der NNR, die sich in den Zellen des NNM umströmenden Bluts befinden, versetzen diese Zellen in die Lage, das Enzym **N-Methyltransferase** zu synthetisieren. Das Enzym befähigt die NNM-Zellen wiederum, **Noradrenalin** in **Adrenalin** umzuwandeln. Im Ganzen betrachtet sezerniert das NNM im Gegensatz zu gewöhnlichen 2. Neuronen des Sympathikus etwa zu 80 % Adrenalin und zu 20 % Noradrenalin.

■ Diffuses neuroendokrines System (DNES)

Dieses System umfasst alle in den Epithelien des gesamten Körpers befindlichen neuroendokrinen Zellen, die nicht zu fest umschriebenen Organen organisiert sind. Alle Zellen des DNES haben einen kräftigen basolateralen und einen schmalen apikalen Zellpol. Je nachdem, ob der apikale Zellpol die innere oder äußere Körperoberfläche erreicht, werden die Zellen zum **geschlossenen** oder **offenen Bautyp** gerechnet. Zur Sekretion stimuliert werden diese Zellen durch chemische und physikalische Reize und durch Stimuli aus dem autonomen Nervensystem.
Vor der Einführung des Begriffs DNES wurden die neuroendokrinen Zellen unter der Bezeichnung **APUD-System** (Amine precursor uptake and decarboxylation system) zusammengefasst, da sie allesamt in der Lage sind, Amine aufzunehmen und zu dekarboxylieren. Ihre Abstammung vom Neuroektoderm belegt die Tatsache,

dass all diese Zellen neuronale Marker exprimieren wie **Chromogranin A**, **NSE** (neuronspezifische Enolase) und **Synaptophysin**. Sie produzieren und sezernieren vielfach Hormone, die im PNS und ZNS als Neurotransmitter gebraucht werden, wobei es sich meist um Monoamine und Peptide handelt.

Bestandteile
Neuroendokrine Zellen des Bronchialsystems. Zellen in Form kleiner Gruppen als sog. neuroepitheliale Körperchen. Sie sezernieren u. a. Kalzitonin und Serotonin.

Neuroendokrine Zellen der Epidermis. Wichtig sind die Merkel-Zellen der Haut, die als Mechanorezeptoren für Druck fungieren.

Neuroendokrine Zellen des MDT. Sie werden auch als enteroendokrine Zellen bezeichnet und bilden eine sehr heterogene, umfangreiche Gruppe, in der die meisten Zellen mehrere verschiedene Hormone gleichzeitig produzieren können. Gemeinsam mit den A-, B-, D- und PP-Zellen der Langerhans-Zellen im Pankreas werden die enteroendokrinen Zellen auch zum **GEP-System** (Gastro-Entero-Pankreatisches-System) zusammengefasst.

■ CHECK-UP
- ☐ Benennen Sie die wichtigen Zelltypen im endokrinen Pankreas! Was wird dort jeweils gebildet?
- ☐ Wie ist die NNR gegliedert und was wird in welchem Bereich gebildet?
- ☐ Beschreiben Sie den histologischen Aufbau der Schilddrüse!

Harnorgane

■ Niere

Makroskopische Gliederung
Die Niere (Nephros, Ren) ist an ihrer Außenfläche von einer straffen kollagenen Bindegewebskapsel umgeben, die wiederum von einer Fettgewebskapsel überzogen ist.
Das Nierenparenchym wird unterteilt in die **Nierenrinde** und das **Nierenmark**. Die Nierenrinde befindet sich als bis zu 1 cm breiter dunkler Streifen an der äußeren lateralen, kranialen und kaudalen Oberfläche der Niere. Teile der Rinde strahlen als sog. **Columnae renales** (Nierensäulen) in das Innere der Niere ein. Dazwischen befindet sich das hellere Nierenmark, das pro Niere in Form von sieben bis neun **Markpyramiden** vorliegt, deren Basis zur Rinde zeigt. Das Mark gliedert sich in:
- **Markstrahlen**: ziehen fingerförmig in die Rinde. Zwischen den Strahlen liegt das Rindenlabyrinth.
- **Äußeres Mark**: mit Außen- und Innenstreifen
- **Inneres Mark**: mündet nach medial über jeweils einer Papille in die Kelche des Nierenbeckens (Pelvis renalis).

Eine Markpyramide mit umliegender Rinde wird als **Lobus renalis** bezeichnet. Das Nierenbecken ist das Sammelbecken für den Urin aus den einzelnen Sammelrohren. Es verjüngt sich medial zum Ureter, der den Harn zur Harnblase ableitet. Die Gesamtheit aus Nierenbecken, Kelchen, das Becken umziehendem Fettgewebe, Gefäßen und Nerven bildet den **Sinus renalis** (Nierenbucht); dieser verjüngt sich zum **Nierenhilum** (Nierenpforte), wo Nierenarterie und -vene sowie Ureter ein- bzw. austreten.

Mikroskopische Gliederung
Histologisch lässt sich die Niere in Nephrone und Interstitium einteilen. Nephrone sind die Funktionseinheiten der Niere. Sie setzen sich aus den Nierenkörperchen, den **Glomeruli renales** (**Malpighi-Körperchen**) und den Nierenkanälchen (**Tubuli renales**) zusammen (→ Abb. 2.12).

Nierenkörperchen
Jede Niere enthält ca. 1,5 Mio. Nierenkörperchen (→ Abb. 2.13 oben). Diese bestehen aus einem Blutkapillarknäuel, das einen Glomerulus im eigentlichen Sinne darstellt, der **Bowman-Kapsel** und dem **Mesangium**. Letzteres besteht aus Mesangiumzellen, die durch Gap junctions verbunden sind, und EZM. Das Mesangium liegt teils inmitten des Blutkapillarknäuels (**intraglomerulär**), teils außerhalb (**extraglomerulär**). Zu seinen Aufgaben zählt die Bildung von EZM und Bestandteilen der glomerulären Basalmembran

2 Histologie der Organe

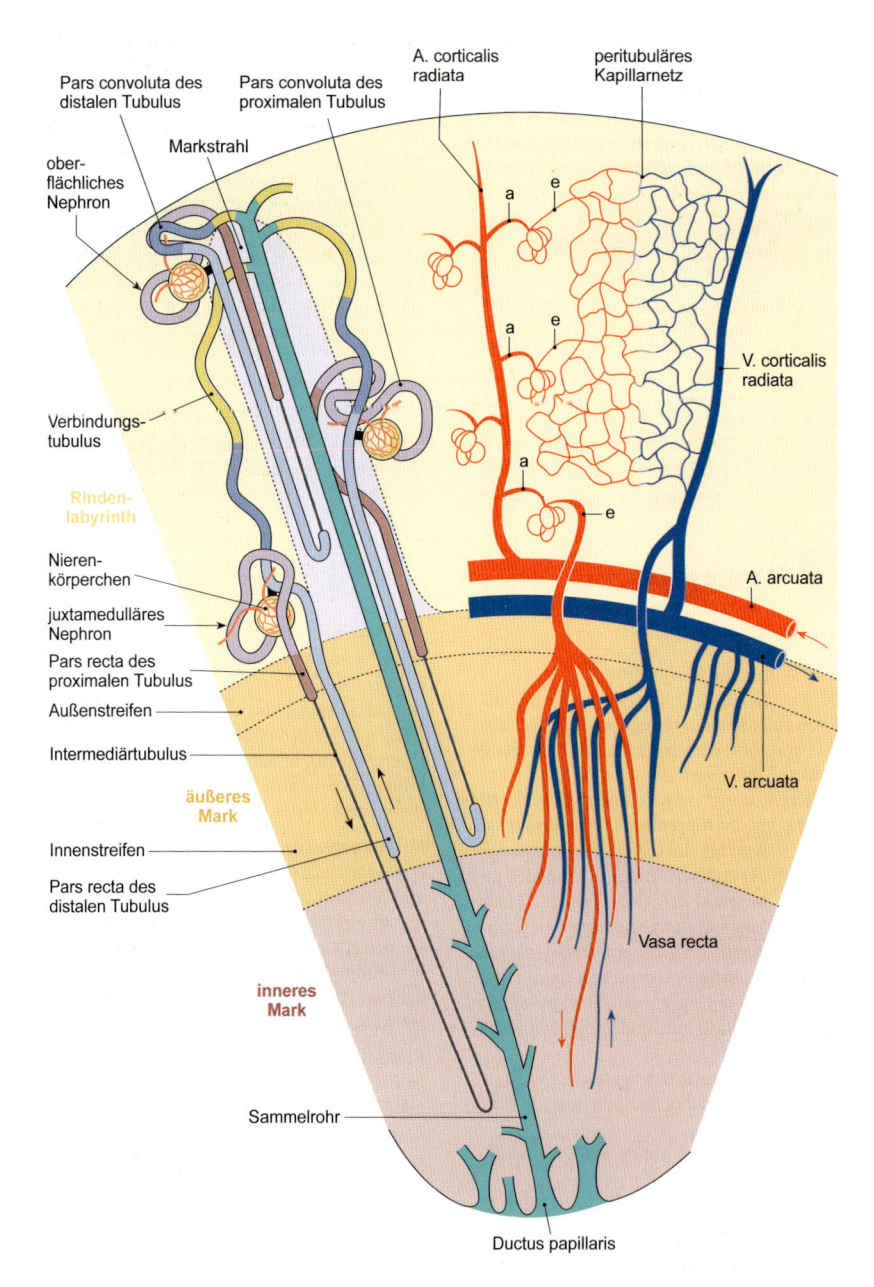

Abb. 2.12 Lage einzelner Nephronanteile und Gefäßarchitektur der Niere: a = Vas afferens, e = Vas efferens [L141]

(s. u.). Daneben sind Mesangiumzellen phagozytotisch aktiv und in der Lage zu kontrahieren, was der Stabilität und dem Zusammenhalt der Blutkapillarwände dient.
Die Bowman-Kapsel besteht aus einem **äußeren parietalen Blatt** aus einschichtig flachem Epithel, das auf einer Basallamina liegt, und einem **inneren viszeralen Blatt** aus Podozyten, das dem Glomerulus anliegt. Inneres und äußeres Blatt der Kapsel gehen am Gefäßpol ineinander über. Zwischen beiden Blättern liegt der Kapselraum, in den der Primärharn abfiltriert wird. Der Primärharn geht am Harnpol, der dem Gefäßpol gegenüberliegt, in den proximalen Tubulus über.
Die etwa 30 Kapillarschlingen jedes Glomerulus sind untereinander durch Anastomosen verbunden. Diese Schlingen werden aus einem **Vas afferens** (afferente Arteriole) gespeist, über welches Blut in das Nierenkörperchen eintritt. Das Blut aus den Schlingen verlässt das Körperchen wieder über ein **Vas efferens** (efferente Arteriole).

Blut-Harn-Schranke
Kapillaren (innen) sowie Podozyten und intraglomeruläres Mesangium (beide außen) bilden gemeinsam die Blut-Harn-Schranke. Diese besteht aus drei Schichten (→ Abb. 2.13 unten):
- Fenestriertes Kapillarendothel: ohne Diaphragma. Ist von einer stark anionischen Glykokalix zur Blutseite hin überzogen. Die Fenster sind bis zu 100 nm weit.
- **Glomeruläre Basalmembran** (GBM). Setzt sich aus drei Laminae zusammen:
  – Lamina rara interna: zeigt zum Endothel
  – Lamina densa
  – Lamina rara externa: zeigt zu den Podozyten und dem intraglomerulärem Mesangium.
- Podozytenfüße und intraglomeruläres Mesangium: Die Podozytenfüße werden ebenfalls von einer stark anionischen Glykokalix – hier in Richtung Harn – überzogen. Die Räume zwischen den Podozytenfüßen, die ca. 40 nm weiten Filtrationsporen, werden von einem **Schlitzdiaphragma**, das überwiegend aus dem Protein **Nephrin** besteht, überbrückt.

Die Blut-Harn-Schranke lässt Moleküle mit einem Durchmesser von bis zu 4 nm durch. Grund hierfür ist die größenselektive Lamina densa der GBM. Daneben lassen sich aufgrund der anionischen Ladungen der Glykokalices besonders neutrale und kationische Moleküle filtrieren. Aufrechterhalten wird die Filtration durch das Druckverhältnis zwischen Kapillaren (55 mmHg) und Kapselraum (15 mmHg).

Nierenkörperchen finden sich ausschließlich in der Nierenrinde. Anhand der Lage der Glomeruli unterscheidet man:
- **Kortikale Nephrone**: mit kapselnahen Nierenkörperchen
- **Mediokortikale Nephrone**: mit Nierenkörperchen in der mittleren Rinde
- **Juxtamedulläre Nephrone**: mit Nierenkörperchen in Marknähe.

Proximaler Tubulus
Die Nierenkanälchen beginnen mit dem **proximalen Tubulus**, der sich in zwei Teile gliedert, die proximale gewundene **Pars contorta** und die distal gelegene gerade **Pars recta**. Das den proximalen Tubulus auskleidende isoprismatische Epithel besitzt einen dichten Bürstensaum. Das Zytoplasma ist aufgrund des Mitochondrienreichtums azidophil und die Zellgrenzen erscheinen unter dem Lichtmikroskop verwaschen. Unter dem EM ist die starke Fältelung der basalen Zellmembran mit hochkant gestellten Mitochondrien zu erkennen. Entsprechend der vergrößerten Membranfläche enthält die Zellmembran eine große Menge an Na^+/K^+-ATPasen. Durch die Fältelung mit den in den Falten liegenden azidophilen Mitochondrien hat der untere Teil des Zellleibs eine basale, azidophile Streifung und wird auch als basales Labyrinth bezeichnet. Daneben findet sich das ultrastrukturelle Korrelat für den Bürstensaum (lange, dicht stehende Mikrovilli), und die einzelnen Epithelzellen sind durch Tight junctions und Zonulae adhaerentes miteinander verbunden. Außerdem lassen sich reichlich Endozytosevesikel, Lysosomen und Peroxisomen als Hinweis auf die Transportaktivität des Epithels sichern. Im proximalen Tubulus werden dem Primärharn ca. 80 % des Wassers parazellulär und transzellulär über Aquaporine entzogen. Daneben werden über einen Na^+-Symport Glukose, Aminosäuren, Elektrolyte und Harnstoff aus dem Primärharn zurückgeholt. Im proximalen Tubulus wird unter Einfluss von Parathormon Calcidiol zu Calcitriol umgebaut.

Intermediärtubulus
Auf die Pars recta des proximalen Tubulus folgt der **Intermediärtubulus**. Seine Epithelzellen sind schlank und flach. Endozytosevesikel, Lyso-

2 Histologie der Organe

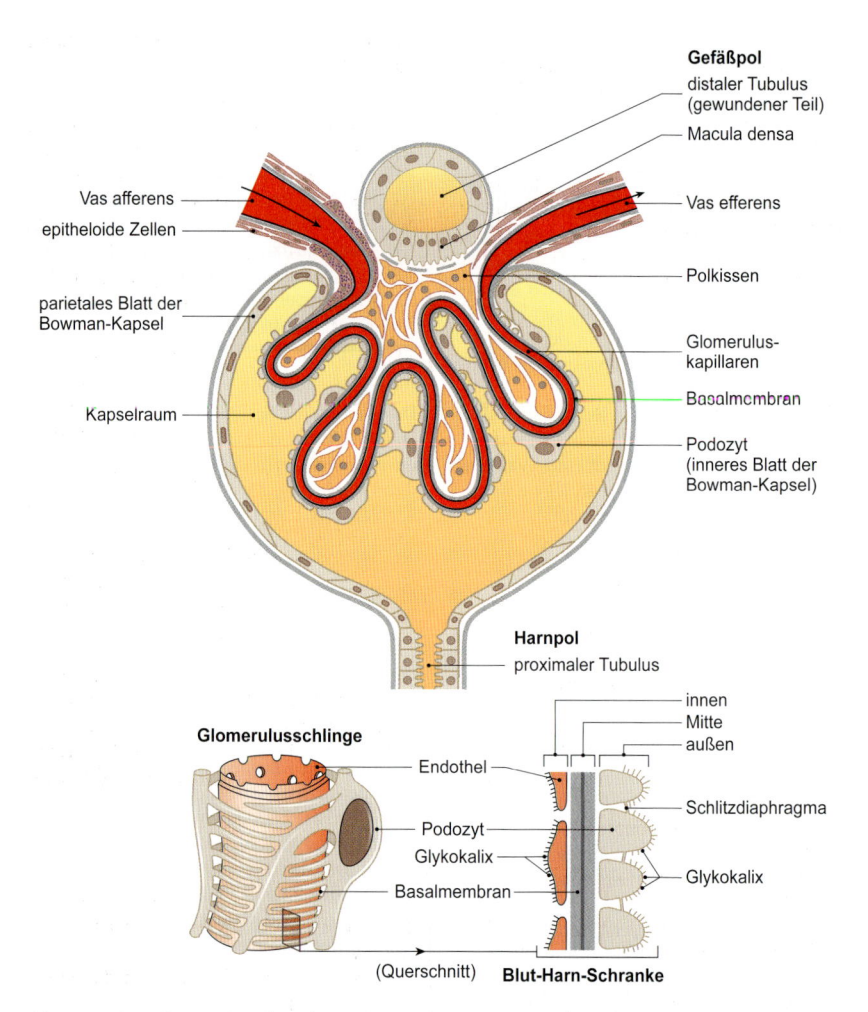

Abb. 2.13 Nierenkörperchen (oben) und die Blut-Harn-Schranke (unten) [L141]

somen und Mikrovilli finden sich dort kaum. Der Intermediärtubulus dient der weiteren Wasserresorption, parazellulär oder transzellulär über Aquaporine.

Distaler Tubulus

Ihm schließt sich die **Pars recta** und dieser wiederum die **Pars contorta** des distalen Tubulus an. Am Übergang beider Abschnitte findet sich die **Macula densa**, die sich dem extraglomerulären Mesangium der Glomeruli anlagert.
Das Epithel des distalen Tubulus ist isoprismatisch und etwas flacher als im proximalen Tubulus. Es zeigt ultrastrukturell nur wenige Mikrovilli und kaum Lysosomen. Dafür hat es eine höhere Na^+/K^+-ATPase-Dichte, mehr Tight junctions und ein ausgeprägteres basales Labyrinth im Vergleich zum proximalen Tubulus. Im distalen Tubulus wird NaCl, aber kaum Wasser resorbiert.

> Der Intermediärtubulus und die beiden geraden Anteile des proximalen und distalen Tubulus werden gemeinsam als **Henle-Schleife** bezeichnet.

Verbindungstubulus
Der Verbindungstubulus verbindet die Pars recta des distalen Tubulus mit dem Sammelrohr. Das ihn bedeckende Epithel gleicht dem der Sammelrohre.

Sammelrohr
Das Sammelrohrepithel besteht aus **Haupt-** und **Schaltzellen**, die mittels Tight junctions fest verbunden sind. Die Hauptzellen sind isoprismatisch, ihr Zytoplasma ist hell. ADH-abhängig holen sie mithilfe von Aquaporinen transzellulär Wasser aus dem Harn zurück. Aldosteron steigert den Einbau von H^+/K^+-ATPasen in die basolaterale Membran und von Na^+-Kanälen in die apikale Membran der Hauptzellen. Hierdurch steigt die Na^+-Resorption und damit indirekt auch die Wasserresorption.
Die etwas dunkleren Schaltzellen, vom Typ A wie vom Typ B, dienen der H^+- und K^+-Feinregulation. Sie sind mit Mikroplicae besetzt, besitzen viele Mitochondrien und haben in den Membranen eine hohe Dichte an H^+- und H^+/K^+-ATPase.
Mehrere Sammelrohre vereinigen sich zu immer größeren Sammelrohren und münden über den **Ductus papillaris** in das Nierenbecken.

Juxtaglomerulärer Apparat
Der juxtaglomeruläre Apparat umfasst folgende Zellen:
- **Juxtaglomeruläre Zellen**: epitheloide Zellen zwischen dem Endothel und der Media des Vas afferens
- Palisadenförmige Zellen der Macula densa
- **Goormaghtigh-Zellen**: extraglomeruläre Mesangiumzellen, die zwischen den juxtaglomerulären und den Zellen der Macula densa liegen.

Der juxtaglomeruläre Apparat reguliert die NaCl-Konzentration (lokal) und den Blutdruck (systemisch). Die Zellen der Macula densa messen die Na^+-Konzentration. Ist diese zu hoch, werden die Mediamyozyten des Vas afferens zur Vasokonstriktion stimuliert. Die juxtaglomerulären Zellen sezernieren bei Druckabfall oder Aktivierung durch den Sympathikus im Vas afferens **Renin**, das wiederum das hepatische **Angiotensinogen** in **Angiotensin I** spaltet. Letzteres wird durch das Angiotensinkonversionsenzym (**ACE**) in **Angiotensin II** gespalten, das die Aldosteronsekretion in der Nebennierenrinde erhöht und eine Vasokonstriktion an allen Arterien des Körpers bewirkt. Aus beidem resultiert eine Blutdruckerhöhung.

Niereninterstitium
Neben Bindegewebe und freien Bindegewebszellen beinhaltet das Interstitium der Niere Nerven, Gefäße und hormonproduzierende Zellen wie die peritubulären Fibroblasten der Rinde, die bei Hypoxie **Erythropoetin** sezernieren. Die Gefäßversorgung jeder Niere erfolgt über eine A. renalis, die sich in Aa. interlobares gliedert, aus denen **Aa. arcuatae** hervorgehen, die parallel zur Rinden-Mark-Grenze verlaufen. Aus diesen ziehen **Aa. corticales radiatae** zur konvexen Oberfläche der Niere empor, aus denen die **Vasa afferentia** entspringen, die zusammen mit den intraglomerulären Kapillaren das **1. Kapillarbett** bilden.
Die postglomerulären **Vasa efferentia** drainieren zum einen direkt über **Vv. corticales radiatae** und zum anderen über lange, in das Mark ziehende **Vasa recta**, die ein **2. Kapillarbett** mit fenestriertem Endothel bilden, in **Vv. arcuatae**. Diese münden dann über Vv. interlobares in die V. renalis (→ Abb. 2.12).

> Entzündliche Erkrankungen der Nierenkörperchen (**Glomerulonephritiden**) führen häufig zu einer erhöhten Durchlässigkeit der Blut-Harn-Schranke für Proteine. Die Folgen sind Hypoproteinämie, Infektanfälligkeit und generalisierte Ödeme.

■ Ableitende Harnwege

Die Wandung der ableitenden Harnwege ist dreischichtig:
- Tunica mucosa mit Übergangsepithel und Lamina propria
- Tunica muscularis
- Tunica adventitia, mit Ausnahme des Blasendachs.

Urothel
Die Tunica mucosa besteht aus **Urothel**, einem Übergangsepithel, das sich den verschiedenen Füllungszuständen anpassen kann. Außerdem dient es als Permeabilitätsbarriere zwischen hypertonem Harn und umliegendem Gewebe. Urothel findet sich nicht in den gesamten Harnwegen. Es beginnt in den Kelchen des Nierenbeckens und endet im Anfangsteil der Harnröhre.

2 Histologie der Organe

Die oberste Zelllage des Urothels bilden die eosinophilen **Deckzellen** (Umbrella cells, Schirmchenzellen, ➜ Abb. 1.1e), die häufig mehrere Zellkerne besitzen und wohl mit einem Füßchen bis zur Basallamina reichen. Benachbarte Deckzellen sind untereinander durch Haftkomplexe verbunden und bilden damit eine Schranke gegen den aggressiven Harn. Sich selbst schützen sie vor dem Harn durch sog. **Uroplakine**, bei denen es sich um transmembranäre Glykoproteine der zum Lumen hin gerichteten Lipiddoppelschicht der Plasmamembran handelt.
Je nach Füllungszustand verlagern die Deckzellen Teile der apikalen Zytoplasmamembran einschließlich der Uroplakine in Form kleiner Vesikel in das apikale Zytoplasma. Dieses erscheint dadurch im Vergleich zum restlichen Zytoplasma lichtmikroskopisch azidophiler und wird häufig als **Crusta** bezeichnet.

Nierenbecken
Die Tunica muscularis ist am Übergang zum Harnleiter sphinkterartig verdickt.

Ureter
Seine Besonderheit ist das sternförmig aussehende Lumen, welches im entleerten Zustand durch die Mukosa entsteht. Die Muskularis besteht aus spiralig verlaufenden Muskelzellen in Gestalt einer Ringmuskelschicht. die von einer inneren und äußeren Längsmuskelschicht umgeben ist (dreischichtige Muskularis). Sie ist von reichlich Bindegewebe durchsetzt.

Harnblase
Im entleerten Zustand bildet die Schleimhaut der Harnblase Falten aus, die im gefüllten Zustand verstreichen. Die Muskularis der Harnblase besteht aus einer inneren und äußeren Längsmuskelschicht und einer dazwischen verlaufenden Ringmuskelschicht. die allerdings stark miteinander verflochten sind. Die gesamte Muskularis wird auch als **M. detrusor vesicae** bezeichnet.

Harnröhre
Die männliche Harnröhre hat eine Länge von ca. 20–25 cm und wird unterteilt in:
- **Pars prostatica**: 3–4 cm lang
- **Pars membranacea**: 1 cm lang
- **Pars spongiosa**: ca. 15 cm lang

Der erste Teil der männlichen Harnröhre, die Pars prostatica, ist mit Urothel ausgekleidet und von der Prostata umgeben. Die Pars membranacea und die Pars spongiosa besitzen mehrreihiges, an einigen Stellen auch mehrschichtiges hochprismatisches Epithel. An der **Fossa navicularis**, einer ca. 2 cm große Erweiterung vor der Mündung der Harnröhre in das Ostium der Penisspitze, geht dieses Epithel in mehrschichtiges unverhorntes Plattenepithel über.
Die weibliche Harnröhre hat eine Länge von etwa 3–5 cm. Sie ist am Anfang mit Urothel ausgekleidet, das im weiteren Verlauf in mehrschichtiges unverhorntes Plattenepithel übergeht. Die Mukosa, in deren Lamina propria sich die **Gll. urethrales** finden, ist in Falten aufgeworfen, sodass das Lumen der weiblichen Harnröhre eine sternartige Form zeigt.

- Beschreibe den Aufbau der Blut-Harn-Schranke!
- Was bezeichnet man als juxtaglomerulären Apparat und was ist seine Aufgabe?
- Wo wird Erythropoetin gebildet?

Weibliche Geschlechtsorgane

■ Ovar

Das Ovar besteht an seiner Oberfläche aus flachem bis prismatischem Peritonealepithel, dem sog. **Müller-Epithel**, welches bei jungen Frauen meist kubisch ist. Dem Epithel folgt die Tunica albuginea, eine Schicht aus straffem Bindegewebe. Unter dieser befindet sich die Rinde, welche aus spinozellulärem Bindegewebe besteht. Die Rinde ist sehr zellreich und beherbergt die **Follikel**, einschließlich atretischer Follikel, sowie die **Corpora lutea** (Gelbkörper). Das Mark des Ovars besteht aus lockerem Bindegewebe und ist reich an Blutgefäßen, die aus Ästen der A. ovarica und dem R. ovaricus der A. uterina gespeist werden.

Vom Müller-Epithel des Ovars gehen die **primären epithelialen Ovarialtumoren** (Ovarialkarzinome) aus. Am häufigsten sind dabei seröse Karzinome, vor muzinösen, endometrioiden und klarzelligen Karzinomen.

■ Tuba uterina

Die Aufgabe der Tubae uterinae besteht in der Aufnahme der Eizelle aus dem Ovar und ihrem Transport in den Uterus. Die Pars ampullaris ist darüber hinaus der häufigste Ort der Eizellbefruchtung. Die Wand der Tube besteht aus vier Schichten:
- Tunica mucosa
- Tunica muscularis
- Tela subserosa
- Tunica serosa.

Die Tunica mucosa ist in longitudinale Falten aufgeworfen, die im Bereich der Ampullae am stärksten ausgebildet sind. Auf Querschnitten durch die Tuba nimmt die Tunica mucosa fast das gesamte Lumen ein.

Wandschichtung

Die Schleimhaut der Tuba uterina besteht aus einem einschichtig prismatischen Epithel, das sich sowohl aus kinozilientragenden Flimmerzellen, die für den Transport der Eizelle in Richtung Uterus sorgen, als auch aus mikrovillibesetzten sekretorischen Zellen, die der Ernährung der Eizelle dienen, zusammensetzt. Abgestorbene sekretorische Zellen bleiben als helle Stiftchenzellen zurück. Die Lamina propria aus lockerem Bindegewebe bildet das Gerüst der Schleimhautfalten.

Die Tunica muscularis besteht aus drei Schichten glatter Muskelzellen:
- Innen: Längs- und Ringmuskelschicht, die für den Eizelltransport verantwortlich sind
- Mitte: lockere Muskulatur
- Außen: spiralförmig angeordnete Muskelschicht, die für die Beweglichkeit der Fimbrien zuständig ist.

Die Tela subserosa besteht aus lockerem Bindegewebe und enthält viele Blutgefäße – im Wesentlichen einen Venenplexus – sowie Reste der Urnierenkanälchen (**Epoophoron** oder **Paroophoron**), die als **Parovarialzysten** imponieren können. Die Tunica serosa ist eine Bindegewebsschicht mit peritonealem Epithelüberzug.

■ Uterus

Der Uterus hat die Aufgabe, die Eizelle aus der Tube aufzunehmen, als Fruchthalter zu dienen sowie durch rhythmische Kontraktionen (Wehen) während der Geburt das Kind auszutreiben. Die Wand des **Corpus uteri** besteht aus drei Schichten:

- **Endometrium**: innere Schicht (Tunica mucosa)
- **Myometrium**: mittlere Schicht (Tunica muscularis)
- **Perimetrium**: äußere Schicht (Tunica serosa und Tela subserosa).

Das Endometrium besteht aus einschichtig prismatischem Epithel mit vereinzelten kinozilientragenden Zellen und von ihm ausgehenden tubulösen Drüsen, eingebettet in eine Lamina propria (Stroma) aus mesenchymalem Bindegewebe. Im Hinblick auf den Mestruationszyklus ist es wichtig, das Endometrium in zwei Bereiche zu unterteilen:
- **Str. basale** (Basalis): Die Basalis befindet sich über dem Myometrium und hat eine Dicke von ca. 1 mm. Sie wird während des Menstruatioszyklus nicht abgestoßen, dient aber der Regeneration der Uterusschleimhaut.
- **Str. functionale** (Funktionalis): Die Funktionalis, die sich in eine **Pars spongiosa** und eine **Pars compacta** unterteilt, ist die oberflächliche, 5–8 mm dicke Schicht, die sich während des Zyklus verändert und bei der Menstruation abgestoßen wird.

Endometrium des Corpus uteri

Die zyklischen Veränderungen des Endometriums – also der Menstruationszyklus – haben im Mittel eine Dauer von 28 Tagen. Der Menstruationszyklus gliedert sich in drei Phasen:
- Desquamationsphase: Blutung, 1.–3. Tag
- Proliferationsphase: 4.–14. Tag
- Sekretionsphase: 15.–28. Tag.

Desquamationsphase. Die Desquamationsphase (Menstruationsphase) wird durch den Abfall des Östrogen- und Progesteronspiegels eingeleitet. Die Funktionalis wird aufgrund einer Minderdurchblutung ihrer Spiralarterien ischämisch, und proteolytische Enzyme desintegrieren sie. Sie wird abgestoßen, und es blutet aus ihren rupturierten Blutgefäßen (**Menstruation**). Das Myometrium unterstützt durch Kontraktionen die Ausstoßung der Funktionalis.

Proliferationsphase. Die Proliferationsphase beginnt schon während der Blutung mit dem Anstieg des Östrogenspiegels. Die Regeneration der Funktionalis geht von der Basalis aus. Durch mitotische Teilungen der Drüsen, des Oberflächenepithels und der Stromazellen wird die Funktionalis wieder neu aufgebaut. Die Drüsen haben zunächst einen **gestreckten** Verlauf, da sie aber schneller wachsen als das sie umgebende Stroma, zeigen sie in der späteren Proliferationsphase einen **geschlängelten** Verlauf (➔ Abb. 2.14).

Sekretionsphase. Die Sekretionsphase wird durch die luteale Phase des ovariellen Zyklus beeinflusst. Das im Corpus luteum sezernierte Progesteron beeinflusst die Glykogen- und Glykoproteinbildung in den Drüsenzellen des Str. functionale. In den Zellen des Drüsenepithels finden sich nun **retronukleäre Glykogenvakuolen**; dabei handelt es sich um Glykogenablagerungen, die unter dem Lichtmikroskop wie Vakuolen aussehen und das basal liegende Zytoplasma in Standardfärbungen blass erscheinen lässt. Die Vakuolenbildung erreicht am 4. Tag nach der Ovulation ihr Maximum und nimmt dann ab. Die Drüsen nehmen allmählich eine sägeblattartige Form an, ihr Lumen wird weiter und enthält Sekret, v. a. die im Drüsenepithel produzierten Glykoproteine. Das Drüsenepithel ist in Falten aufgeworfen. Im Interstitium des Str. functionale entwickelt sich ein interstitielles Ödem. Stromazellen häufen Glykogen und Lipide für eine möglicherweise anstehende Schwangerschaft an, wodurch sie aufgedunsen erscheinen (**Pseudodezidualzellen**). Die Arterien, die aufgrund ihres spiraligen Verlaufs als Spiralarterien bezeichnet werden, wachsen hormonabhängig von basal in das Str. functionale ein. Zum Ende der Sekretionsphase kontrahieren die Spiralarterien aufgrund abfallender Hormonspiegel und können die Funktionalis nicht mehr mit Blut versorgen. Die Desquamationsphase beginnt.

Myo- und Perimetrium des Corpus uteri

Myometrium. 1,5–2 cm dicke Schicht aus longitudinal, schräg und zirkulär verlaufenden glatten Muskelzellen. Die im nicht fruchttragenden Uterus 20–50 μm langen Muskelzellen vergrößern ihre Länge im fruchttragenden Uterus durch Hyperplasie und Hypertrophie auf 600–800 μm. Untereinander sind die Muskelzellen durch Gap junctions verbunden, die in der Schwangerschaft an Zahl zunehmen und Grundlage der Erregungsausbreitung der durch Oxytocin gesteuerten Wehentätigkeit sind. Zwischen den Muskelzellen befinden sich viele Blutgefäße. Das Myometrium gliedert sich daher auch in drei Unterschichten:

- **Str. submucosum** (Str. subvasculosum): innere, dem Endometrium zugewandte Schicht
- **Str. vasculosum**: dickste Schicht, besonders gefäßreich
- **Str. supravasculosum**: äußere, dem Perimetrium zugewandte Schicht.

Perimetrium. Besteht aus einer Serosa und einer schmalen Bindegewebsschicht. Seitlich geht das Perimetrium in die **Ligg. lata** über.

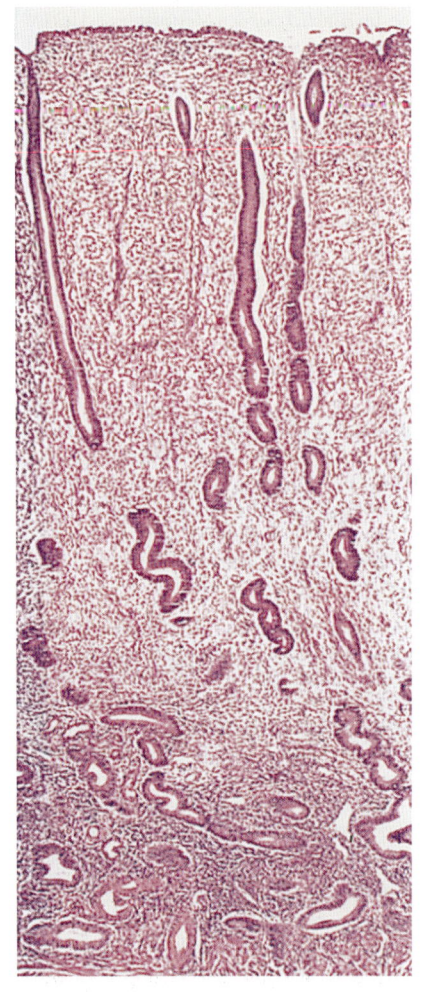

Abb. 2.14 Endometrium in der späten Proliferationsphase (H.E., mittlere Vergrößerung) [E356]

Isthmus uteri
Am kaudalen Pol geht das Corpus uteri in den **Isthmus uteri** über, dessen endometriale Funktionalis kaum am Zyklus beteiligt und daher auch – ähnlich der Basalis – flacher ist. Das Myometrium enthält hier weniger Gefäße.

Cervix uteri
Am inneren (histologischen) Muttermund geht der Isthmus in die **Cervix uteri** (Zervix) über. Die Schleimhaut der Zervix ist in Falten (**Plicae palmatae**) aufgeworfen, dazwischen finden sich tubulöse Drüsen. Die Schleimhaut ist von hochprismatischem Epithel überzogen, das schleimbildende Zellen und wenige basal gelegene Reservezellen enthält. Erstere produzieren ein gegen Infektionen schützendes alkalisches Sekret, welches viskös ist. Aus letzteren regeneriert sich das Oberflächenepithel. Während der Ovulation wird dieser Schleim dünnflüssig sowie fadenziehend („**spinnbar**") und begünstigt den Durchtritt der Spermien. Die Gestalt des Zervix-Endometriums ändert sich während des Menstruationszyklus kaum.

Portio vaginalis cervicis
Die **Portio vaginalis cervicis** (Portio) ist der in die Vagina hineinhängende Bereich der Zervix. In ihrem Zentrum mündet mit dem äußeren Muttermund der Zervikalkanal. Vor der Pubertät und nach der Menopause ist sie – wie auch die Vagina – ausschließlich mit mehrschichtig unverhorntem Plattenepithel überzogen. Unter dem Einfluss der ovariellen Hormone reicht das Zervixepithel während der reproduktiven Phase bis an die externe Portiooberfläche, und die scharfe Grenze zum Plattenepithel wandert nach kaudolateral. In dem sog. **ektropionierten Bereich** der Zervixschleimhaut, dem ausgestülpten Grenzbereich, kann es zu **Plattenepithelmetaplasien** kommen. Er wird deshalb auch als **Umwandlungszone** bezeichnet. Das Myometrium enthält weniger Muskelzellen als im Corpus uteri. Ein Perimetrium ist nicht vorhanden.

> Der Verschluss ektropionierter Zervixdrüsen durch die Plattenepithelmetaplasien der Umwandlungszone kann zu einem Sekretstau führen, wodurch die Drüsen zu **Retentionszysten** anschwellen, die als **Ovula Nabothi** bezeichnet werden.

■ Histologischer Feinbau der reifen Plazenta und Nabelschnur

Plazenta
Die reife Plazenta ist ein 15–20 cm großes und ca. 500 g schweres, scheibenförmiges Organ. Sie hat sich bis zur 13. SSW vollständig entwickelt. Ab diesem Zeitpunkt wird sie als **definitive Plazenta** bezeichnet. Sie besteht aus:
- **Chorionplatte** : gehört zum Embryo
- **Basalplatte**: setzt sich aus der mütterlichen Decidua basalis und kindlichem Deckgewebe (Synzytio- und Zytotrophoblast, beide aus dem kindlichen Trophoblasten hervorgehend) zusammen
- **Intervillöser Raum**: enthält ca. 150 ml mütterliches Blut.

Die aus der Basalplatte emporragenden Plazentasepten unterteilen die Plazenta unvollständig in mehrere Bereiche (**Kotyledonen**).

> Die Basalplatte, die Chorionplatte und das Zottensystem sind an der zum intervillösen Raum zugewandten Oberfläche mit Synzytiotrophoblastzellen überzogen.

Chorionplatte. Die Chorionplatte ist einerseits an ihrer embryonalen Seite mit einschichtigem isoprismatischem Amnionepithel und andererseits zum intervillösen Raum hin vom Trophoblasten bedeckt. Sie enthält Äste der beiden Aa. umbilicales und der V. umbilicalis sowie extraembryonales Mesenchym.

Chorionzotten Die von der Chorionplatte ausgehenden Chorionzotten (Plazentazotten) haben eine Gesamtoberfläche von 10–14 m^2. Man unterscheidet:
- **Primärzotten**: nur aus Synzytio- und Zytotrophoblastzellen bestehend. Ab dem 13. ET
- **Sekundärzotten**: bestehend aus Synzytio- und Zytotrophoblastzellen sowie aus diese Zellen unterfütterndem extraembryonalem Mesenchym. Ab dem 15. ET
- **Tertiärzotten**: zusätzlich zu den Sekundärzotten Gefäße und Abwehrzellen beinhaltend. Ab dem 19. ET (→ Abb. 2.15).

Plazentazotten sind in den ersten Drittel der Schwangerschaft von einem zweischichtigen Epithel aus Synzytio- und Zytotrophoblast bedeckt. Die zum intervillösen Raum hin ausgerichtete Schicht ist der mikrovillibesetzte, stark basophile Synzytiotrophoblast mit darunter lie-

2 Histologie der Organe

genden helleren Zytotrophoblastzellen, hier als **Langhans-Zellen** bezeichnet.
Letztere verbrauchen sich im Laufe der Schwangerschaft, sodass Lücken im Epithel entstehen. Diese werden durch **Serumfibrin** aus dem mütterlichen Blut aufgefüllt (**Langhans-** oder **Rohr-Fibrinoid**). Sie sollen die **Plazentaschranke** aufrechterhalten und abdichten, die das mütterliche Blut im intervillösen Raum vom fetalen Blut in den Zotten trennt.
Unter dem Epithel befindet sich extraembryonales Mesenchym, das sog. **Hofbauer-Zellen** (Makrophagen) enthält.

Plazentaschranke Die Plazentaschranke als passive Filtermembran ermöglicht und verhindert Transportvorgänge zwischen fetalem und mütterlichem Blut. Die Plazentaschranke der Tertiärzotten besteht in der Frühschwangerschaft (bis zur 20. SSW) aus:
- Synzytiotrophoblast
- Zellen des Zytotrophoblasts
- Basallamina des Trophoblasts
- Bindegewebe der Zotten
- Basallamina der fetalen Kapillare
- Kontinuierlichem Endothel der Zottenkapillaren.

Am Ende der Schwangerschaft besteht die Plazentaschranke nur noch aus Synzytiotrophoblast, Kapillarendothel und den dazwischen liegenden Basallaminae. Sie ist jetzt nur noch bis zu 3,5 µm dick, während sie in der Frühschwangerschft bis zu 5 µm dick war.

Nabelschnur
Die 50–60 cm lange Nabelschnur besteht aus gallertigem Bindegewebe (**Wharton-Sulze**), das durch seinen hohen Turgor einer Abknickung der Nabelschnur entgegenwirkt. Sie enthält die zwei Aa. umbilicales und die V. umbilicalis. Die beiden Arterien führen O_2-armes Blut vom Embryo/Fetus weg zur Plazenta hin, die Vene bringt O_2-reiches Blut zum Embryo/Fetus. Die Oberfläche der Nabelschnur besteht aus Amnionepithel.

Einige Infektionserreger, z. B. Rötelnviren, können bei einer Primärinfektion der Mutter während der Schwangerschaft die Plazentaschranke passieren und schwere **Embryo-** und **Fetopathien** auslösen, die von Fehlbildungen bis hin zum Tod des Ungeborenen reichen können.

■ Vagina

Die Wand der Vagina setzt sich aus drei Schichten zusammen: Mukosa, Muskularis und Adventitia. Die Mukosa besteht aus mehrschichtig unverhorntem Plattenepithel und einer Lamina propria aus lockerem Bindegewebe. Das mehrschichtige unverhornte Plattenepithel ist aus vier Schichten aufgebaut:
- **Str. basale**
- **Str. parabasale**
- **Str. intermedium**
- **Str. superficiale**.

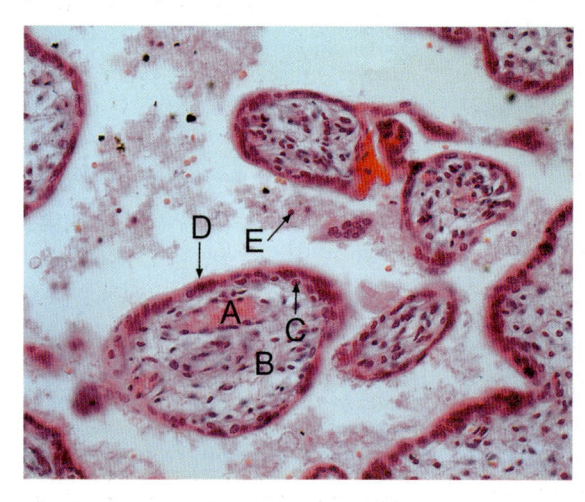

Abb. 2.15 Tertiäre Plazentazotte:
A = Fetales Blutgefäß
B = mesenchymales Zottenstroma
C = Zytotrophoblast
D = Synzytiotrophoblast
E = mütterliche Zellen im intervillösen Raum (H. E., hohe Vergrößerung) [R250]

Die Mukosa enthält keine Drüsen, aber ihre Oberfläche ist von Schleim bedeckt, der entweder aus dem Gebärmutterhals oder als Transsudat aus dem Vaginalepithel stammt. In der lutealen Phase des ovariellen Zyklus werden die oberflächlichen Zellen des Vaginalepithels abgeschilfert. Das Glykogen dieser Zellen dient den *Döderlein-Bakterien* zur Herstellung von Milchsäure, die der Vagina ihr saures Milieu (**pH 4–5**) verleiht.

■ Vulva

Die Vulva (äußeres Genitale) besteht aus der Klitoris, den Labia majora pudendi und den Labia minora pudendi (große und kleine Schamlippen). Die **Klitoris** liegt zwischen den kleinen Schamlippen über der Urethralöffnung. Sie ist dem Penis homolog und enthält wie dieser einen Schwellkörper, der dem Corpus cavernosum entspricht und überwiegend in der Subkutis der benachbarten großen Schamlippen zu liegen kommt.
Die **Labia majora pudendi** sind pigmentierte, fettzellreiche, außen behaarte Hautwülste, die ekkrine und apokrine Schweiß- sowie Talgdrüsen enthalten. Die **Labia minora pudendi** sind im Gegensatz zu den Labia majora pudendi fettgewebsfrei und unbehaart. Sie besitzen einen Schwellkörper, der homolog zum Corpus spongiosum des Penis ist. Innen besitzen sie ein mehrschichtig unverhorntes, außen ein schwach verhorntes Plattenepithel. Auf den Labia minora pudendi münden die tubuloalveolär verzweigten **Bartholin-Drüsen**. Sie entsprechen den Bulbourethraldrüsen des Manns; der von ihnen produzierte Schleim dient als Gleitmittel beim Geschlechtsverkehr.

■ CHECK-UP
- ☐ Klassifizieren Sie das Stroma des Ovars!
- ☐ Beschreiben Sie die morphologischen Veränderungen des Endometriums während des Menstruationszyklus!

Männliche Geschlechtsorgane

■ Hoden

Der Hoden ist von einer bindegewebigen Kapsel, der **Tunica albuginea**, umgeben. Diese enthält viele glatte Muskelzellen und gibt bindegewebige Septen ab, die den Hoden in Läppchen unterteilen und einzelne Lymphgefäße enthalten. In jedem dieser Läppchen finden sich mehrere Samenkanälchen (Hodenkanälchen, **Tubuli seminiferi contorti**, → Abb. 2.16), in denen die Spermien produziert werden. Die Samenkanälchen haben in entwundener Form eine Länge von 20–70 cm. Im Hoden liegen sie jedoch in gewundener Form vor, ihre Länge beträgt dann nur noch 2–3 cm. Ihr Durchmesser liegt bei 150–250 µm. Das Epithel (**Keimepithel**) der Samenkanälchen ist etwa 80 µm dick. Es setzt sich aus Sertoli-Zellen und Keimzellen zusammen. Aus den Keimzellen, die sich im Epithel vermehren und die Meiose durchlaufen, entstehen die Samenzellen.

Sertoli-Zellen
Sie dienen als Stützzellen für die Samenzellen, die sich im Epithel der Samenkanälchen entwickeln (→ Abb. 2.16). Daneben sind sie als Ammenzellen für die Proliferation und Differenzierung der Samenzellen verantwortlich. Sie produzieren das androgenbindende Protein (**ABP**), welches das Testosteron aus den Leydig-Zellen bindet und so die Testosteronkonzentration erhöht. Des Weiteren setzen die Sertoli-Zellen das Peptidhormon **Inhibin** frei. Zwischen Inhibin und FSH gibt es eine negative Rückkopplung, d. h., die Inhibin-Freisetzung führt zur Reduktion der FSH-Ausschüttung. Untereinander sind die Sertoli-Zellen durch Tight junctions verbunden und bilden so die Blut-Hoden-Schranke. Diese teilt das Keimepithel in ein **basales Kompartiment** unterhalb und ein **adluminales Kompartiment** oberhalb der Blut-Hoden-Schranke. Sie verhindert die Bildung von Autoantikörpern gegen Spermatozyten, da diese während ihrer Entwicklung als Antigene wirken können.

Tubuli recti und Rete testis
Reife Samenzellen, die **Spermatozoen**, verlassen die schleifenartigen Samenkanälchen und münden über kurze, gerade verlaufende Verbindungsstücke, die Tubuli recti, in das Rete testis. Dieses Gangsystem ist mit einschichtig flachem

2 Histologie der Organe

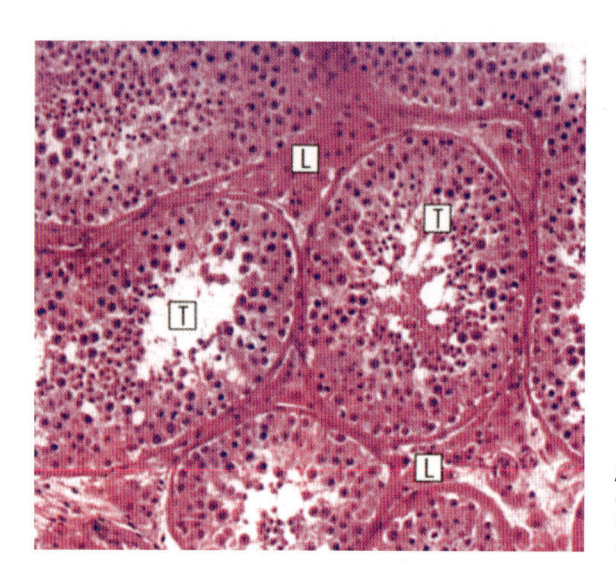

Abb. 2.16 Tubuli seminiferi contorti (T) und interstitielle Leydig-Zellen (L) (H.E., mittlere Vergrößerung) [E357]

bis kubischem Epithel ausgekleidet und mündet in den Ductus epididymidis.

Hodeninterstitium

Im Interstitium zwischen den Samenkanälchen befinden sich Bindegewebe, viele Blutgefäße (mit kontinuierlichem Endothel) und die endokrin aktiven **Leydig-Zellen** (Interstitialzellen, Zwischenzellen, → Abb. 2.16). Diese in Gruppen liegenden azidophilen Zellen produzieren das androgene Hormon Testosteron. Leydig-Zellen zeigen die charakteristischen Strukturen steroidhormonbildender Zellen wie gER, Lipidtropfen und tubuläre Mitochondrien. Daneben enthalten sie Lipofuszingranula und die **Reinke-Kristalle** (kristalline Proteinaggregate mit unbekannter Funktion). Die Leydig-Zellen werden durch LH stimuliert und setzen Testosteron frei, das Einflüsse auf die Spermatogenese und die Differenzierung der inneren und äußeren Geschlechtsorgane nimmt. Daneben hemmt Testosteron die Freisetzung von LH, FSH und GnRH über ein negatives Feedback (negative Rückkopplung).

Von den Keimzellen des Hodens können maligne Tumoren ausgehen, z. B. Chorionkarzinome, embryonale Karzinome, Seminome.

■ Samenwege

Im auf den Hoden folgenden **Nebenhoden** werden die Spermatozoen zwischengespeichert, reifen weiter zu endgültig einsatzfähigen Spermien heran und werden dann Richtung Ductus deferens fortgeleitet. Der Nebenhoden setzt sich aus dem **Caput**, in dem die **Ductuli efferentes** liegen, dem **Korpus** und der **Kauda** zusammen. In Korpus und Kauda liegt der **Ductus epididymidis** (Nebenhodengang). Die Kauda enthält zusätzlich den Anfang des **Ductus deferens** (Samenleiter), der bei der Ejakulation die Spermien aus dem Nebenhoden in die Urethra transportiert.

Ductuli efferentes

Aus dem Rete testis gehen die 12–20 Ductuli efferentes ab, die in den Ductus epididymidis münden. Die Ductuli efferentes sind mit einem einschichtig kubischen oder prismatischen, teilweise sogar mehrreihig prismatischen Epithel ausgekleidet, welches auf der Oberfläche entweder Kinozilien oder Mikrovilli trägt. Aufgrund des heteromorphen Epithels zeigt sich im Querschnitt ein wellenförmiges Lumen. Kinozilien dienen dem Spermientransport, während Mikrovilli resorptive Funktion haben.

Ductus epididymidis

Dieser hat eine Länge von 6 cm und liegt im Nebenhoden stark aufgeknäuelt. Er ist mit einem zweireihigen hochprimatischen stereozilientragenden Epithel ausgekleidet. Die Stereozilien haben sekretorische und resorptive Eigenschaften. Indem sie bestimmte Stoffe sezernieren und resorbieren, erhält die Samenflüssigkeit ihre endgültige ultrastrukturelle Zusammensetzung. Die Spermien reifen aus und werden hier bis zur Ejakulation gespeichert. Das Epithel enthält außerdem Mitochondrien, Golgi-Apparat und rER. Unter der Basallamina des Epithels finden sich Myofibroblasten und glatte Muskelzellen, die helfen, die Spermien transportieren.

Ductus deferens und ejaculatorius

Der paarige Ductus deferens beginnt im Nebenhodenschwanz und geht am Eintritt in die Prostata in den Ductus ejaculatorius, seine intraprostatische Verlängerung, über. Er verlässt mit dem Samenstrang (**Funiculus spermaticus**) den Hodensack, durchzieht den Leistenkanal und taucht dann in das kleine Becken ein. Kurz vor Eintritt in die Prostata mündet die Samenblase in ihn, und er erweitert sich zur **Ampulla ductus deferentis**. Auf dem **Colliculus seminalis** mündet er in die Urethra.

Die Wand des 30 cm langen Ductus deferens setzt sich aus Tunica mucosa und Tunica muscularis zusammen. Die Tunica mucosa besteht aus einem mehrreihigen Zylinderepithel mit Stereozilien, die Richtung Prostata zahlenmäßig abnehmen. Unter dem Epithel befindet sich die Lamina propria, die die Tunica mucosa von der Tunica muscularis abgrenzt. Die kräftige Tunica muscularis besteht aus drei Schichten: einer äußeren und inneren Längsmuskelschicht sowie einer dazwischenliegenden mittleren Ringmuskelschicht. Die Muskularis nimmt vor der Prostata an Stärke ab und ist im Ductus ejaculatorius nur noch spärlich ausgeprägt. Die Muskelschicht wird durch noradrenerge Nervenzellen innerviert und dient dem raschen Transport der Spermien in die Urethra, welcher auch als **Emission** bezeichnet wird.

Im histologischen Querschnitt durch den Samenstrang finden sich:
- Skelettmuskulatur: **M. cremaster**
- Mehrere Arterien: **A. ductus deferentis, Aa. testiculares**
- Weitlumige Venen mit relativ kräftiger Wand: Teile des **Plexus pampiniformis**
- Lymphgefäße
- Nerven: Anschnitt z. B. des **R. genitalis n. genitofemoralis**
- Ductus deferens.

■ Akzessorische Geschlechtsdrüsen

Gll. vesiculosae (Vesiculae seminales). Die paarig vorkommenden Bläschendrüsen produzieren bei Stimulation durch Testosteron ein fruktosereiches Sekret (pH 7,4), das den Spermien beigemengt wird und ihre Bewegungsaktivität steigert. Das Sekret stellt mit fast 70 % den Hauptanteil der Samenflüssigkeit.

Prostata (Vorsteherdrüse). Die unpaarige Prostata produziert 30 % der Samenflüssigkeit. Ihr dünnflüssiges, farbloses Sekret hat einen pH-Wert von 6,4. Es enthält Immunglobuline, Prostaglandine, saure Phosphatasen, Spermin, Spermidin wie auch Proteasen und das **prostataspezifische Antigen** (**PSA**).

Gll. bulbourethrales. Sie produzieren ein Sekret, das beim Koitus als Gleitmittel dient und bilden somit ebenfalls noch einen geringen Teil der Samenflüssigkeit.

Gll. vesiculosae

Diese münden mit ihrem Ductus excretorius kurz vor der Prostata in den Ductus deferens. Sie liegen als ein stark geknäuelter Schlauch vor und sind mit einem ein- bis zweireihigen prismatischen Epithel ausgekleidet, welches **Falten** bildet.

Prostata

Nach McNeal wird diese Drüse in vier Zonen eingeteilt:
1. **Hintere und seitliche periphere Zone**: macht 70 % des Organs aus
2. **Zentrale Zone**: 25 % der Organmasse
3. **Transitionale Zone**: befindet sich zu beiden Seiten der Urethra
4. **Periurethrale Zone**.

Sie setzt sich aus 30–50 tubuloalveolären Einzeldrüsen zusammen, die über 15–30 Ausführungsgänge in die Urethra münden. Zwischen den einzelnen Drüsen befinden sich Bindegewebe, das von der die Prostata umgebenden Bindegewebskapsel ausgeht, und glatte Muskelzellen. Die Einzeldrüsen sind mit zweireihigem Epithel ausgekleidet, welches abhängig vom Aktivitätsgrad kubisch (wenig aktiv) oder zylindrisch (aktiv) ist. Im Lumen der Einzeldrüsen finden sich gelegentlich azidophile Prostatasteine (**Corpora amylacea**), die aus auskristallisiertem Drüsensekret entstehen (→ Abb. 2.17).

2 Histologie der Organe

Eine **benigne Prostatahyperplasie** (BPH) ist bei nahezu jedem Mann, der älter als 70 Jahre ist, in der Transitionalzone nachweisbar. Die BPH ist durch eine Proliferation von Drüsenepithel und Stroma charakterisiert.
Das in der peripheren Zone entstehende **Prostatakarzinom** geht vom Drüsenepithel aus. Sein Wachstum wird durch Dihydrotestosteron unterhalten. Einen ersten Hinweis auf dieses beim alten Mann häufigste Malignom gibt nicht selten nur ein erhöhter PSA-Spiegel im Blut.

Gll. bulbourethrales (Cowper-Drüsen)
Diese paarigen mukösen Drüsen bestehen aus tubuloalveolären Einzeldrüsen und haben kubische Epithelzellen.

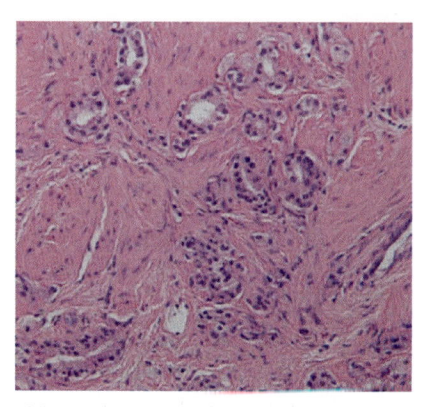

Abb. 2.17 Prostata (H.E., hohe Vergrößerung) [E358]

■ Penis

Oberfläche des Penis
An der Oberfläche trägt der Penis die dünne und verschiebliche Penishaut, die ein mehrschichtig verhorntes Plattenepithel trägt und im Bereich der Glans penis eine Duplikatur, das **Preputium** (Vorhaut), bildet. Darunter befinden sich die bindegewebigen **Fasciae penis** superficialis und profunda, die die paarigen **Corpora cavernosa** (Penisschwellkörper) und das **Corpus spongiosum** (Harnröhrenschwellkörper) umhüllen.

Penisschwellkörper
Corpora cavernosa. Sie bestehen aus mit Endothel ausgekleideten Hohlräumen, den sog. Kavernen. Zwischen den Kavernen befinden sich die Trabekel, die aus Bindegewebe und glatten Muskelzellen bestehen und mit der Tunica albuginea, welche die Corpora cavernosa umkleidet, verbunden sind. In die Kavernen münden die **Aa. helicinae**, Äste der **A. profunda penis**.

Corpus spongiosum. Zeigt einen ähnlichen Aufbau wie die Corpora cavernosa. Es wird jedoch über Äste der **A. urethralis** versorgt und bildet den dominierenden Teil an Schwellkörpergewebe in der Glans penis.
Beide Penisschwellkörper werden durch das sagittale **Septum penis** unvollständig in zwei Hälften getrennt.

■ CHECK-UP
☐ Was meinen die Begriffe basales und adluminales Kompartiment im Hoden?
☐ Wo findet man die Leydig-Zellen und welche Aufgabe haben sie?
☐ Beschreiben Sie den Wandaufbau des Ductus deferens!

Nervensystem

■ Zentrales Nervensystem (ZNS)

Grundbegriffe
Graue und weiße Substanz. Allgemein unterscheidet man in der makroskopischen Anatomie im ZNS zwischen **grauer** und **weißer Substanz**. Die graue Farbe ist bedingt durch eine hohe Dichte an Nervenzellperikarya und glialen Zellkernen, während myelinisierte Nervenfasern in den Hintergrund treten. Umgekehrt dominieren in der weißen Substanz myelinisierte Nervenfasern, während Perikarya nur in geringer Zahl vorkommen.

Verteilung der grauen Substanz im ZNS. Die graue Substanz des Gehirns liegt zum einen als

Rinde (**Kortex**) an der Oberfläche und zum anderen umgeben von weißer Substanz als Kerngebiete (**Nuclei**) im Zentrum des Gehirns. Die unterhalb der grauen Substanz liegende weiße Substanz wird auch als **Marklager** bezeichnet. Im Rückenmark liegt die graue Substanz hingegen im Zentrum, umgeben von weißer Substanz. Auf horizontalen Schnitten durch das Rückenmark hat die graue Substanz die Form eines Schmetterlings.

Verteilung der weißen Substanz im ZNS. Der mit Axonen, Dendriten und Gliazellfortsätzen angefüllte Raum zwischen den Nervenzellperikarya der grauen Substanz im gesamten ZNS wird als **Neuropil** bezeichnet. Die weiße Substanz im ZNS wird überwiegend von **Tractus** (Faserbahnen), Bündeln zusammenliegender Nervenfasern mit gleicher Funktion, durchzogen.

Histologische Spezialfärbungen zur Darstellung von Strukturen des ZNS. Die am häufigsten eingesetzten Spezialfärbungen zur histologischen Darstellung der Neurone des ZNS sind:
- **Golgi-Färbung**: Silberimprägnierung von Nervenzellperikarya und -fortsätzen
- **Markscheidenfärbung**
- **Nissl-Färbung**: mit basischen Farbstoffen. Zur Darstellung von Kern und Nissl-Substanz
- **Luxol-fast-blue-Färbung**: färbt myelinreiche Regionen blau und myelinarme hellrot
- **Klüver-Barrera-Färbung**: stellt eine Kombination aus Nissl- und Luxol-fast-blue-Färbung dar.

Endhirnrinde

Die Endhirnrinde ist makroskopisch zu **Gyri** (Windungen) und **Sulci** (Furchen) aufgeworfen, die die Oberfläche des Endhirns stark vergrößern. Die Rinde ist aus zur Oberfläche parallelen Schichten aufgebaut, die Ausdruck der unterschiedlichen Migration verschiedenartiger Neuronenpopulationen sind und zur weichen Hirnhaut durch die von Astrozytenfortsätzen gebildete **Membrana limitans gliae superficialis** abgegrenzt ist.

Columnae cerebri. Alle Kortexbereiche sind aus regelmäßigen dreidimensionalen **Columnae** (Säulen) aufgebaut, die von der Oberfläche bis zum Mark reichen und pro Säule eine funktionelle Einheit darstellen. Eine Säule besteht aus bis zu 10.000 Nervenzellen und hat einen Durchmesser von ca. 300–600 μm.

Schichtenbau der Endhirnrinde. Phylogenetisch alte Bereiche wie der **Archikortex** und der **Paläokortex** (ältester Teil), die gemeinsam als **Allokortex** bezeichnet werden, weisen 3–5 Zellschichten auf.
Der jüngste Bereich, der **Isokortex**, zeigt einen regelmäßigen 6-schichtigen Aufbau. Der Isokortex ist zwischen 3 und 5 mm breit und gliedert sich von der Oberfläche bis zum Mark in folgende Bereiche (→ Abb. 2.18):
- **Lamina molecularis** (Lamina I): Hier liegen wenige, vereinzelte kleine Perikarya, sog. **Nichtpyramidenzellen**, z. B. **Cajal-Zellen**. Im Gegensatz zu den Pyramidenzellen handelt es sich um Interneurone. In der Markscheidenfärbung erscheinen zudem reichlich **Tangentialfasern**; diese Nervenfasern verlaufen parallel zur Hirnoberfläche und stellen die Verbindung zwischen verschiedenen Hirnarealen her.
- **Lamina granularis externa** (Lamina II): Sie enthält neben vielen Nichtpyramidenzellen auch wenige kleine Pyramidenzellen sowie radiär verlaufende Nervenfasern. Der Name Pyramidenzelle leitet sich von der dreieckigen Form des Perikaryons im histologischen Schnitt her. Von der Spitze der Pyramidenzelle geht ein **Apikaldendrit** ab, der zur Hirnoberfläche zeigt. Von den seitlichen Ecken ziehen **Basaldendriten** weg, die alle mit Dornen besetzt sind. Pyramidenzellen sind Projektionsneurone, d. h., ihr Axon beginnt bei der Zellbasis, zieht in und durch das Marklager hindurch und steuert ein weit entferntes Ziel an.

> Nichtpyramidenzellen und kleine Pyramidenzellen im Großhirnkortex werden gemeinsam als **Körnerzellen** bezeichnet.

- **Lamina pyramidalis externa** (Lamina III): In dieser Schicht dominieren kleine bis mittelgroße Pyramidenzellen.
- **Lamina granularis interna** (Lamina IV): Hier finden sich in hoher Dichte viele kleine Pyramidenzellen. Die zahlreichen Tangentialfasern haben dieser Schicht in der Markscheidenfärbung den Namen **äußerer Baillarger-Streifen** verliehen. Er ist Ausdruck der Verzweigung von Afferenzen aus dem Thalamus.

2 Histologie der Organe

- **Lamina pyramidalis interna** (Lamina V): Hier finden sich in lockerer Anordnung viele mittelgroße bis große Pyramidenzellen. Die in ihr verlaufenden Tangentialfasern werden als **innerer Baillarger-Streifen** bezeichnet und entsprechen den Axonkollateralen der einzelnen Pyramidenzellen.
- **Lamina multiformis** (Lamina VI): Sie bildet die häufig unscharfe Grenze zum Mark und enthält viele spindelförmige Perikarya.

Isokortextypen. Jener Isokortex, in dem alle Schichten in der oben beschriebenen Weise gleich stark ausgeprägt sind, ist ein **homotyper Isokortex** (→ Abb. 2.18). Abweichungen davon zeigen **heterotype Isokortexbereiche**, in denen gewisse Schichten stärker, andere dagegen schwächer ausgeprägt sind:
- **Granulärer Isokortex:** Hier ist die Lamina granularis interna verglichen mit den anderen Schichten wegen der sensorischen Verarbeitung besonders breit. Sensorische Rindenareale wie der Gyrus postcentralis oder die primäre Sehrinde, in der die Lamina IV sogar aus drei Unterschichten besteht, sind auf diese Weise aufgebaut.
- **Agranulärer Isokortex:** Hier ist die Lamina pyramidalis interna besonders stark ausgeprägt, und es kommen viele große Pyramidenzellen vor. Dies ist in motorischen Rindenarealen wie etwa der primär motorischen Rinde der Fall. In der primär motorischen Rinde wird die Motorik des gesamten Körpers eingeleitet. Dementsprechend gibt es hier besonders große Pyramidenzellen: die **Betz-Riesenpyramidenzellen**, die für die Induktion der willkürlichen Motorik zuständig sind.

Der überwiegende Teil der Axone dieser Schicht bildet die Tractus corticonuclearis und corticospinalis, die nach Verlassen der Rinde gebündelt in der weißen Substanz verlaufen.

Kleinhirn

Das Kleinhirn ist durch **Folien** (Windungen, → Abb. 2.19) stark vergrößert. Das Kleinhirnmark ist von Tractus durchzogen. Zu nennen sind hier zum einen die **Kletterfasern**, die Informationen aus den Ncll. olivares inferiores führen und sie den Dendriten der Purkinje-Zellen zuleiten, zum anderen die **Moosfasern**, die ihren Ursprung im Pons, im Rückenmark und in den Ncll. vestibulares haben und über erregende Synapsen mit den kleinen Körnerzellen der Kleinhirnrinde in Kontakt stehen. Kletterfasern wie Moosfasern führen also Afferenzen zum Kleinhirn. Bei den Körnerzellen der Kleinhirnrinde handelt es sich um erregende Interneurone.

Kleinhirnrinde. Die ca. 1 mm dicke Kleinhirnrinde gliedert sich in drei Schichten (→ Abb. 2.19):
- **Stratum moleculare:** Hier finden sich die Perikarya von **Korb- und Sternzellen**. Bei diesen Zellen handelt es sich um hemmende Interneurone, die hier mit den Dendriten der Purkinje-Zellen synaptisch in Kontakt stehen. Die Dendriten der Purkinje-Zellen sind Teil riesiger Dendritenbäume, die sich zweidimensional in der Sagittalebene ausbreiten und wie ein **Spalierbaum** imponieren. Daneben finden sich hier die Axone der kleinen Körnerzellen, die über erregende Synapsen mit den Dendriten der Purkinje-Zellen und daneben mit den Korb- und Sternzellen in Verbindung stehen. Diese Axone steigen vom

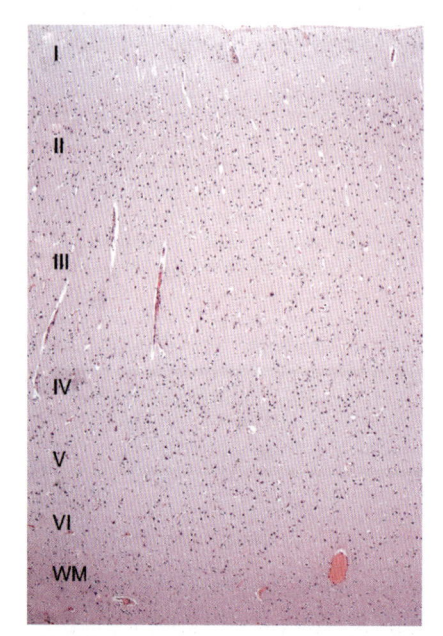

Abb. 2.18 Homotyper zerebraler Isokortex: Laminae I–VI, Mark (WM) (H.E., mittlere Vergrößerung) [E359]

Str. granulosum und purkinjense zunächst im rechten Winkel zur Kleinhirnoberfläche auf und verzweigen sich dann T-förmig in der Molekularschicht; von dort verlaufen sie anschließend parallel zur Oberfläche des Kleinhirns. Man bezeichnet sie deshalb auch als **Parallelfasern**. Sie sind die direkte Verlängerung der Moosfasern.
- **Stratum purkinjense**: Hier liegen einerseits die großen Perikarya der inhibitorischen **Purkinje-Zellen**. Purkinje-Zellen sind Projektionsneurone; ihre Axone verlassen als einzige die Kleinhirnrinde und kommunizieren entweder mit den Kleinhirnkernen oder den Ncll. vestibulares des Hirnstamms. Andererseits liegen hier die kleinen Zellkerne der **Bergmann-Gliazellen**, Stützzellen, deren lange Fortsätze zur Oberfläche des Kleinhirns ziehen und dort die Membrana limitans gliae superficialis bilden. Es sind spezielle Astrozyten, die nur im Kleinhirn auftreten.
- **Stratum granulosum**: In dieser Schicht dominieren die Zellkerne der zuvor erwähnten kleinen Körnerzellen. Darüber hinaus finden sich hier inhibitorische Interneurone, die **Golgi-Zellen**. Über erregende Synapsen erhalten sie Informationen aus den Körnerzellen und wirken wiederum hemmend auf diese zurück. Das Neuropil dieser Schicht erscheint an einigen Stellen lichtmikroskopisch verdichtet. Diese Stellen werden als **Glomeruli cerebellares** bezeichnet und sind Ausdruck der Verknüpfung der Körnerzelldendriten mit den Moosfasern.

Golgi-, Korb- und Sternzellen sind allesamt inhibitorische Interneurone der Kleinhirnrinde.

Kleinhirnkerne. Die Purkinje-Zellen leiten Informationen in die Kleinhirnkerne. Die Neurone der Kleinhirnkerne sind die wichtigste Efferenz des Kleinhirns. Hauptsächlich interagieren sie mit dem Ncl. ruber des Hirnstamms. Über diesen gelangt die Information an andere Bereiche des ZNS.

Rückenmark

Das Rückenmark setzt sich aus der außen liegenden weißen und der innen liegenden grauen Substanz zusammen. In der weißen Substanz ziehen die aufsteigenden sensorischen Tractus zum Gehirn und die absteigenden motorischen Tractus vom Gehirn weg. Die weiße Substanz gliedert sich in drei paarige Stränge:
- **Funiculi ventrales** und **laterales**: Beide Stränge werden auch als Funiculi ventrolaterales bzw. Vorderseitenstränge bezeichnet.
- **Funiculi dorsales** (Hinterstränge).

Die beiden Funiculi ventrales sind durch die Fissura mediana ventralis, die beiden Funiculi dorsales durch den Sulcus medianus dorsalis getrennt.

Graue Substanz des Rückenmarks. Die im Zentrum liegende graue Substanz lässt sich auf Querschnitten grob unterteilen in:
- **Vorderhorn**: Hier finden sich große multipolare **Wurzelzellen**; bei ihnen handelt es sich um efferente somatomotorische Projektionsneurone, die über motorische Vorderhornzellen, sog. α-Motoneurone, die Skelettmuskulatur innervieren. Die Wurzelzellen erhalten Impulse von den Axonen der Binnen- und Spinalganglienzellen.
- **Seitenhorn**: Im Seitenhorn gibt es ebenfalls multipolare Wurzelzellen, in diesem Fall efferente somatoviszerale Projektionsneurone. Ein Seitenhorn findet sich nur thorakolum-

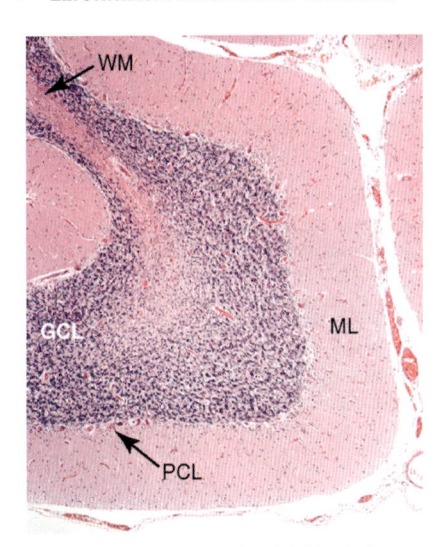

Abb. 2.19 Schnitt durch die Kleinhirnrinde: Str. moleculare (ML), Str. purkinjense (PCL), Str. granulosum (GCL), weiße Substanz (WM) (H.E., geringe Vergrößerung) [E359]

2 Histologie der Organe

bal, wo der Sympathikus beherbergt ist, und sakral, wo Teile des Parasympathikus ihren Ursprung haben.
- **Hinterhorn:** Hier dominieren multipolare **Binnenzellen.** Bei ihnen unterscheidet man Assoziations-, Kommissuren-, Schalt- und Strangzellen. Strangzellen sind Projektionsneurone; ihre Dendriten stehen mit den Axonen der Neurone in Kontakt, die die protopathische und epikritische Sensibilität vermitteln. Ihre eigenen Axone wiederum steigen als Tractus in den Funiculi ventrales und laterales auf. Die anderen Binnenzelltypen fungieren als Interneurone.

Im Zentrum der grauen Substanz verläuft der von Ependym ausgekleidete **Zentralkanal**, der die Verlängerung des inneren Ventrikelsystems darstellt.

Weiße Substanz des Rückenmarks. Die efferenten motorischen und vegetativen Fasern beider Vorder- und ggf. Seitenhörner bündeln sich zu jeweils einer Vorderwurzel (**Radix anterior**), die auf beiden Körperseiten auf selber Höhe aus dem Wirbelkanal austreten. Auf derselben Höhe treten die dendritischen Axone der sensiblen Spinalganglienzellen beider Seiten gebündelt als afferente Hinterwurzel (**Radix posterior**) in das Hinterhorn des Rückenmarks ein und verlaufen anschließend im Hinterstrang (Funiculus dorsalis) nach kranial, bis sie synaptisch in der Medulla oblongata umgeschaltet werden. Die dendritischen Axone sind die Bahnen der epikritischen Sensibilität. Ebenfalls durch die Radix posterior treten Dendriten weiterer Neuronen als Bahnen der protopathischen Sensibilität (Tractus spinothalamici) und der propriozeptiven Sensibilität (Tractus spinocerebellares) in das Rückenmark ein und haben synaptischen Kontakt zu Strangzellen im Hinterhorn der grauen Substanz des Rückenmarks.
Die links- und rechtsseitigen Vorder- und Hinterwurzeln vereinigen sich jeweils auf Höhe der knöchernen Foramina intervertebralia zu einem **Spinalnerv**, der aufgrund früher Aufzweigung nur jeweils 1 cm lang ist. Die Spinalnerven verleihen dem Rückenmark einen segmentalen Charakter.

ZNS-Häute
Gehirn und Rückenmark werden jeweils von Häuten überzogen. Von außen nach innen sind dies:

Dura mater (Pachymeninx, harte Hirnhaut). Sie setzt sich aus straffem kollagenem Bindegewebe zusammen und ist sensibel innerviert. Zur Arachnoidea ist sie durch eine Schicht flacher Fibroblasten, die **Grenzzellen**, begrenzt. Im Bereich des Gehirns liegt sie dem Schädelknochen eng an und ist an den Schädelnähten fest mit ihm verbunden. Die Dura ist außerdem von den **Sinus durae matris** durchzogen. Dabei handelt es sich um venöse Blutgefäße, deren Wand nur aus Endothel und dem Bindegewebe der Dura besteht. Ihre Aufgabe ist die Aufnahme von Blut aus den (oberflächlichen) Hirnvenen und von Liquor aus den Arachnoidalzotten (s. u.). Im Wirbelkanal liegen Dura und Periost nicht eng aneinander. Zwischen ihnen befindet sich der mit Fettgewebe und Venenplexus durchzogene **Epiduralraum**.

Leptomeninx (weiche Hirnhaut). Sie besteht aus relativ locker aufgebautem Bindegewebe. Neben gewöhnlichen Fibroblasten setzt sie sich aus modifizierten (**epitheloiden**) Fibroblasten zusammen, die als **Meningealzellen** (**Meningothelzellen**) bezeichnet werden. Meningealzellen sind über Desmosomen und Gap junctions untereinander verbunden. Die Leptomeninx besteht aus zwei Schichten:
- **Arachnoidea** (Spinngewebshaut): grenzt sich mit einem Verband aus dicht gepackten und durch Tight junctions verbundenen Meningealzellen, der als **Neurothel** bezeichnet wird, von der Dura ab. An manchen Stellen durchbrechen **Arachnoidalzotten** (**Pacchioni-Granulationen**) die Dura und ragen in deren Sinus hinein. Durch die Zotten fließt Liquor in das venöse Blut der Sinus ab. In Richtung Gehirn gibt die Arachnoidea feine Trabekel ab, die Verbindung mit der Pia mater aufnehmen. Der Raum zwischen den Trabekeln wird von Liquor cerebrospinalis durchspült. Blutgefäße, die durch diesen **Subarachnoidalraum** (äußerer Liquorraum) ziehen, tragen eine zusätzliche Bedeckung aus Meningealzellen.
- **Pia mater**: grenzt direkt an das Hirngewebe. Nur durch eine Basallamina ist sie von der **Membrana limitans gliae superficialis** getrennt. Die Pia mater begleitet Gefäße, die in das Gehirn ziehen, und endet vor dem Kapillargebiet. Der perivaskuläre Raum zwischen der Pia mater und den Blutgefäßen wird **Virchow-Robin-Raum** genannt.

Liquorräume und Schranken des ZNS

Innerer und äußerer Liquorraum sind insgesamt mit knapp 150 ml Liquor gefüllt, wobei sich der größte Teil im äußeren Liquorraum befindet.

Liquor cerebrospinalis. Dieser ist klar, sein Glukosegehalt liegt bei 65 mg/dl (2/3 der Blutglukose), sein Proteingehalt bei 35 mg/dl (1/200 des Blutplasmaproteinspiegels) und er ist nahezu zellfrei. Gebildet wird der Liquor in den **Plexus choroidei**, die büschelförmig an umschriebenen Stellen in die vier Hirnventrikel hineinhängen. Der wesentliche Bestandteil des Plexus ist das **Plexusepithel**, das von fenestrierten Kapillaren unterfüttert ist. Abfließen kann der Liquor nur über den äußeren Liquorraum: zum größten Teil über die Arachnoidalzotten des äußeren Liquorraums, zum geringeren Teil entlang dem Endoneuralraum (s. u.) von Hirn- und Spinalnerven in Lymphbahnen. Täglich werden bis zu 500 ml Liquor gebildet. Bei der Kapazität der Liquorräume wird der Liquor pro Tag bis zu viermal ausgetauscht.

Blut-Hirn-Schranke (BHS). Wesentlicher Bestandteil dieser Schranke ist das kontinuierliche Endothel der Hirnkapillaren. Es ist nur gering permeabel, transzytotische Vorgänge sind kaum nachweisbar. Die einzelnen Endothelzellen sind durch Tight junctions fest miteinander verschweißt und besitzen spezielle Pumpen, die den unkontrollierten Übertritt von hydrophoben Molekülen in das ZNS verhindern, und Transporter, die hydrophile Moleküle wie die lebenswichtige Glukose in das ZNS passieren lassen. Weitere Bestandteile dieser Schranke sind die Gliagrenzmembran und die Basalmembran zwischen ihr und dem Kapillarendothel. An sog. **neurohämalen Regionen**, die alle periventrikulär liegen und deshalb auch als **zirkumventrikuläre Organe** bezeichnet werden, **fehlt** eine BHS. Das Endothel ist hier fenestriert, sodass auch hydrophile Stoffe in das Interstitium des ZNS übertreten können (Beispiele hierfür: Eminentia mediana und HHL, wo Hormone das Endothel passieren, sowie die Area postrema, an der hydrophile emetogene Stoffe in das ZNS übertreten können). Der Übertritt dieser Stoffe in den Liquor wird hier durch **Tanyzyten**, kinozilienarme, durch Tight junctions verbundene Ependymzellen, verhindert.

Blut-Liquor-Schranke (BLS). Im äußeren Liquorraum wird sie durch das Neurothel der Arachnoidea und im inneren Liquorraum durch das Plexusepithel der Plexus choroidei gebildet. Sie ist nur permeabel für Wasser, O_2, CO_2 und einige Elektrolyte.

Eine Entzündung der Hirnhäute wird als **Meningitis** bezeichnet. Je nachdem, ob die Meningitis von Bakterien, Viren etc. verursacht wurde, sind im Liquor unterschiedliche Zellpopulationen (Granulozyten, Lymphozyten, Makrophagen) und das Gesamtprotein mäßig bis stark erhöht, die Glukose ist erniedrigt.

■ Peripheres Nervensystem (PNS)

Nerven

Im PNS werden Nervenfaserbündel, die eine bindegewebige Hülle umgibt, als Nerven bezeichnet. Die einzelnen Hüllen dienen als Schutz. Eine Hülle setzt sich aus folgenden Schichten zusammen:

- **Epineurium:** äußerste Hülle, gebildet aus kollagenem Bindegewebe, Gefäßen und vereinzelten Fettzellen. Das Epineurium ist die Fortsetzung der Dura, das, je feiner der Nerv in der Peripherie wird, zunehmend schwindet.
- **Perineurium:** mittlere, auch bindegewebige Hülle. Besteht aus einer äußeren **Pars fibrosa** und einer inneren **Pars epitheloidea**. Die Pars epitheloidea wird auch als **Perineuralscheide** bezeichnet. Sie fungiert als Diffusionsbarriere und setzt sich aus bis zu 20 Lamellen modifizierter Fibroblasten, den **Perineuralepithelzellen**, zusammen, die durch Tight junctions fest miteinander verbunden sind. Eine Pars fibrosa ist bei dünnen Nerven nicht mehr zu finden, lediglich die Pars epitheloidea reicht bis in die Peripherie des Nervs. Das Perineurium umgibt jeweils einen **Faszikel** (Nervenfaserbündel). Je größer der Umfang eines Nervs ist, desto mehr von Perineurium umschlossene Faszikel enthält er.
- **Endoneurium:** Bezeichnet das Bindegewebe einschließlich der Gefäße, das die einzelnen Nervenfasern eines Faszikels umgibt. Das kontinuierliche Endothel der Kapillaren des Endoneuriums ist von seiner Funktion her eine **Blut-Nerven-Schranke**.

Ganglien

Vegetatives Ganglion. Die Perikarya der efferenten Spinalnervenfasern liegen entweder in der grauen Substanz des Rückenmarks (somato- und viszeroefferente Fasern) oder in vegetativen Ganglien (nur viszeroefferente Fasern). Ein vegetatives Ganglion enthält einige 100 bis ca. 1.000

2 Histologie der Organe

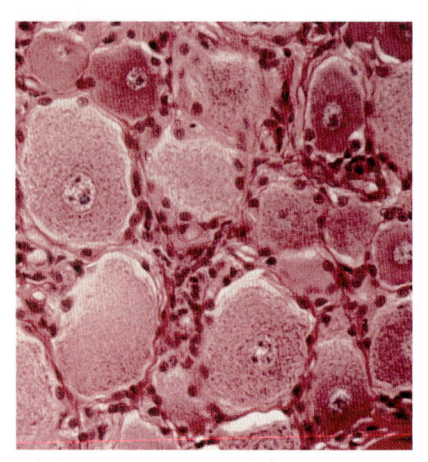

Abb. 2.20 Spinalganglion (Azan, hohe Vergrößerung) [E360]

Spinalganglion. (→ Abb. 2.20) In einem sensorischen Spinalganglion liegen bis zu 10.000 Perikarya von primär afferenten Spinalnervenfasern. Die primär afferenten Spinalnervenfasern haben größere Perikarya und letztere werden von **deutlich** mehr Satellitenzellen umgeben als die der vegetativen Ganglienzellen. Die Neurone sind allesamt pseudounipolar. In einem Spinalganglion findet **keine** Umschaltung der peripher aufgenommenen Information statt. Vegetative wie auch Spinalganglien sind von einer bindegewebigen Hülle überzogen, die sich im Fall der Spinalganglien in die Dura fortsetzt.

Perikarya. In diesen Ganglien befinden sich zum einen die kleinen Perikarya von multipolaren Nervenzellen, die hier von peripheren Gliazellen, den sog. **Satellitenzellen** (**Mantelzellen**), umgeben sind mit einer Basallamina zwischen Nervenzelle und Glia, zum anderen gibt es zahlreiche Nervenzellfortsätze. Im vegetativen Ganglion findet die Umschaltung des 1. Neurons (präganglionäres Neuron), dessen Perikaryon im Seitenhorn des Rückenmarks liegt, auf das 2. Neuron (postganglionäres Neuron) des vegetativen Nervensystems statt, dessen Perikaryon hier im Ganglion liegt. Neurotransmitter ist hier sowohl im Sympathikus als auch im Parasympathikus Acetylcholin.

Kommt es im PNS zu einer Nervendurchtrennung, degenerieren die (dendritischen) Axone distal der Läsion (**Waller-Degeneration**), die Schwann-Zellen bauen ihr Myelin ab, und Zelltrümmer werden durch Makrophagen beseitigt. Liegt die Läsion zu nah am Perikaryon der Nervenzelle, stirbt diese ab. Ist die Läsion weiter von Zellkörper entfernt, regeneriert die Nervenfaser. Das Perikaryon zeigt dann lichtmikroskopisch eine **Chromatolyse** als Ausdruck einer Hypertrophie, Schwann-Zellen proliferieren und bilden sog. **Hanken-Büngner-Bänder**, die Leitschienen für die neu aussprossenden Axone sind. Nachdem die Axone synaptischen Anschluss an die Peripherie gewonnen haben, werden sie erneut myelinisiert, wobei die ursprüngliche Dicke und Internodienlänge nicht mehr erreicht werden und somit eine geringere Leitungsgeschwindigkeit resultiert.

■ CHECK-UP
- ☐ Beschreiben Sie den Schichtenaufbau des Isokortex!
- ☐ Was ist der Unterschied zwischen einem granulären und einem agranulären Isokortex?
- ☐ Von welchen Häuten sind Hirn und Rückenmark umgeben? Welche Unterschiede gibt es hinsichtlich des Aufbaus zwischen Gehirn und Rückenmark?
- ☐ Charakterisieren Sie die Blut-Hirn- und Blut-Liquor-Schranke!
- ☐ Stellen Sie histologisch wichtige Unterschiede zwischen Spinal- und vegetativem Ganglion heraus!

Sehorgan

■ Bulbus oculi

Äußere Augenhaut
Zur äußeren Augenhaut (Tunica fibrosa bulbi) gehören die Bestandteile Lederhaut und Hornhaut.

Lederhaut Die lichtundurchlässige Lederhaut (**Sklera**) besteht aus straffem, geflechtartigem kollagenem Bindegewebe, welches Wasser (60–70 % des Gesamtgewichts der Sklera), wenig Bindegewebszellen und amorphe Grundsubstanz enthält. Im hinteren Bereich, an der Durchtrittsstelle des Sehnervs, ist sie wie ein Sieb durchlöchert, weshalb sie hier als **Lamina cribrosa** bezeichnet wird. Hier ist die Lederhaut außerdem fest mit der den Sehnerv bedeckenden Dura mater verbunden. Aufgrund des o. g. speziellen Aufbaus des Bindegewebes ist die Lederhaut lichtundurchlässig und erscheint makroskopisch weiß. Bei geöffnetem Auge scheint sie am Rand der Hornhaut durch die dünne Bindehaut.

Hornhaut Die im vorderen Bereich des Auges liegende, lichtdurchlässige **Hornhaut (Kornea)** besteht von außen nach innen aus folgenden Strukturen:
- **Korneaepithel**: Dieses mehrschichtig unverhornte Plattenepithel setzt sich nach lateral in das Epithel der Konjunktiva fort. Zumeist liegen sechs Epithelschichten einer kontinuierlichen Basalmembran auf. Die Zellen sind alle untereinander durch Tight junctions, Zonulae und Maculae adherentes und Gap junctions verbunden. Die Zellen der obersten Lage tragen **Mikroplicae**, die der Haftung des Tränenfilms dienen. Das Epithel regeneriert sich lebenslang narbenfrei jeweils komplett in 7 Tagen aus Stammzellen des **Limbus corneae** (Korneaaußenrand). Es ist dicht mit freien Nervenendigungen besetzt, die Teil der Lidschlussreflexkette sind. Des Weiteren spielt das Epithel eine wichtige Rolle als Diffusionsbarriere für die Tränenflüssigkeit und bietet Schutz gegen eindringende Keime. Es ernährt das Stroma aus dem Tränenfilm und reguliert über den Wassergehalt des Stromas gleichzeitig die Transparenz der Kornea.
- **Lamina limitans anterior (Bowman-Membran)**: Sie entspricht der homogen eosinroten und verdickten Lamina fibroreticularis der Basalmembran zwischen Epithel und Stroma.
- **Kornealstroma**: dickster Bereich der Kornea. Das Stroma besteht einerseits aus reichlich Wasser, das 70–80 % des Gesamtgewichts der Kornea ausmacht, andererseits aus **Keratansulfat-Proteoglykanen**, die reichlich Wasser binden, speziellen Fibroblasten und zu Lamellen gepackten Typ-I-Kollagenfibrillen, welche dann zu einem regelmäßigen Gitter angeordnet sind.
- **Lamina limitans posterior (Descemet-Membran)**: Besonders aufgebaute Basalmembran, da sie Kollegen Typ VIII enthält. Ihr liegt nach innen zur vorderen Augenkammer hin das Endothel auf.
- **Korneaendothel**: Es handelt sich um eine einschichtige Diffusionsbarriere, die ebenfalls den Wassergehalt und damit die Transparenz des Stromas aufrechterhält.

> Die Durchsichtigkeit der Kornea erklärt sich durch ihren regelmäßigen, gitterartig ausgerichteten Lamellenaufbau mit einem gleichmäßigen Fibrillendurchmesser von etwa 30 nm und gleichmäßigem Fibrillenabstand. Die Sklera hat einen unregelmäßigen Lamellenbau und ist deshalb weiß und undurchsichtig.

Mittlere Augenhaut

Zur mittleren Augenhaut (Tunica vasculosa bulbi, Uvea) zählen **Choroidea** (Aderhaut), **Corpus ciliare** (Ziliarkörper) und **Iris** (Regenbogenhaut).

Choroidea Der Teil der Uvea, der im dorsalen Bereich des Bulbus liegt und vorn bis zur **Pars plana** des Ziliarkörpers bzw. **Ora serrata** der Retina reicht (→ Abb. 2.21). Die Choroidea besteht aus einem dichten Netz elastischer und kollagener Fasern sowie einzelnen Melanozyten. Sie ist durchzogen von Gefäßplexus, die aus Ästen der **Aa. ciliares posteriores breves** gespeist werden und die äußeren Netzhautschichten versorgen. Der innerste Choroidea-Teil ist die **Choriokapillaris**, die Schicht, die die feinsten Blutgefäße der Uvea enthält; ihr Kapillarendothel ist fenestriert. Zwischen Choriokapillaris und retinalem Pigmentepithel befindet sich die ca. 2 μm breite **Bruch-Membran**, deren wesentliche Bestandteile die Basallaminae des Pigmentepithels und der Gefäße sowie elastische Fasern sind. Sie ist der Antagonist des M. ciliaris und liefert eine passive Fernakkommodation.

Corpus ciliare. Der Ziliarkörper beginnt am ventralen Ende der Choroidea und reicht bis zur Iriswurzel. Er besteht aus einer dorsalen Pars plana und einer ventralen Pars plicata. Letztere bildet die **Processus ciliares** (Ziliarfortsätze) und enthält den parasympathisch innervierten glatten **M. ciliaris**, der bei Kontraktion (Dickenzunahme) zu einer Entspannung der Zonulafasern und damit der Nahakkommodation führt. Zum Kammerwasser ist der Ziliarkörper von einem zweischichtigen Epithel bedeckt, das zum lichtunempfindlichen Teil der Retina gehört. Beide Epithelschichten bilden zusammen das

2 Histologie der Organe

Kammerwasser. Sie sind durch mechanische Kontakte miteinander verbunden. Die zum Kammerwasser gerichtete Schicht ist unpigmentiert; wahrscheinlich werden hier die aus Fibrillin bestehenden Zonulafasern produziert, die den Ziliarkörper mit der Linse verbinden. Die Zellen jener Schicht sind durch Tight junctions verbunden und bilden somit eine dichte Barriere: die Blut-Kammerwasser-Schranke (BKS). Die darunter liegende Schicht ist durch Einlagerung von Melanosomen pigmentiert. Zum Kammerwasser und zum Stroma findet sich jeweils eine Basallamina, auf der die Zellen des Epithels sitzen. Die unter dem Epithel liegenden Kapillaren tragen fenestriertes Endothel.

Iris Die lichtundurchlässige Iris als vorderster Teil der Uvea liegt stellenweise der Linse auf und umrahmt eine zentrale Öffnung, die **Pupille**. Diese dient als Blendschutz. Von hinten nach vorn besteht die Iris aus:
- **Hinterem Epithel**: Fortsetzung des unpigmentierten Ziliarkörperepithels, das hier allerdings pigmentiert ist. Teil der lichtunempfindlichen Retina.
- **Vorderem Epithel**: Fortsetzung des pigmentierten Ziliarkörperepithels, das hier ebenso pigmentiert ist. Enthält im lateralen Bereich Myofilamente. Dieser Bereich ist sympathisch innerviert und entspricht dem **M. dilatator pupillae**, der für die Pupillenerweiterung (Mydriasis) zuständig ist. Teil der lichtunempfindlichen Retina.
- **Stroma**: ist mit Melanozyten, flachen Fibroblasten und Kapillaren mit kontinuierlichem Endothel durchsetzt. Letzteres entspricht hier der BKS. Enthält medial glatte Muskelzellen, die parasympathisch innerviert sind. Stroma und Muskelzellen entsprechen zusammen dem **M. sphincter pupillae**.

> Ist das Irisstroma stark pigmentiert, ist die Augenfarbe eher braun; ist es schwach pigmentiert, ist sie aufgrund der Eigenfarbe des Irisepithels eher blau.

Innere Augenhaut

Die innere Augenhaut (Retina) setzt sich aus der hinteren lichtempfindlichen **Pars optica** und der vom Ziliarkörper und Iris überziehenden lichtunempfindlichen **Pars caeca** zusammen. Die Grenze zwischen beiden ist die **Ora serrata**.

Die Pars optica besteht aus zwei Schichten, die sich aus unterschiedlichen Teilen des Augenbechers ableiten.

Stratum nervosum. Leitet sich aus dem **inneren Augenbecherblatt** ab. Es enthält die ersten drei Neurone der Sehbahn, Interneurone, Gliazellen und Blutgefäße:
- **1. Neuron der Sehbahn:** Die 1. Neurone sind die **Fotorezeptorzellen**. Man unterscheidet **Stäbchen- und Zapfenzellen**. Beide zeigen einen ähnlichen Aufbau. Die Zellen bestehen aus einem rezeptorischen Fortsatz mit Außen- und Innensegment. Beide Teile sind über eine modifizierte Kinozilie verbunden („9-mal-2+0-Binnenstruktur"):
  – Die Biomembranen des **Außensegments** enthalten die Sehpigmente. Die Außensegmente werden durch Abstoßung und Neuaufbau lebenslang innerhalb von je 10 Tagen erneuert.
  – Das **Innensegment** setzt sich nochmals aus zwei Bestandteilen zusammen: dem außen liegenden **Ellipsoid** und dem innen liegenden **Myoid**. Das Ellipsoid ist mit zahlreichen Mitochondrien gefüllt. Das Myoid enthält v. a. gER, rER und Golgi-Apparat und ist über eine dünne Außenfaser mit dem Perikaryon verbunden. Die Außenfaser ist über Zonulae adhaerentes mit benachbarten Gliazellen verbunden.
  – In Richtung 2. Neuron der Sehbahn besitzen die Fotorezeptorzellen ein kurzes Axon, das in einem Endkolben endet. Über dieses Axon stehen die Rezeptorzellen mit den 2. Neuronen der Sehbahn und Interneuronen in Kontakt.
- **2. und 3. Neuron der Sehbahn:** Die 2. Neurone der Sehbahn sind die **bipolaren Zellen**. Sie nehmen die Informationen der Fotorezeptorzellen auf und geben sie an die ca. 1 Mio. Ganglienzellen, die 3. Neurone der Sehbahn, weiter. Die Axone der 3. Neurone bilden den N. opticus und stehen synaptisch mit den 4. Neuronen der Sehbahn im Corpus geniculatum laterale des Diencephalons in Kontakt.
- **Interneurone:** Die Interneurone dienen der Verschaltung und Bündelung der in den Fotorezeptorzellen aufgenommenen Informationen: **Amakrine Zellen** verbinden einen Teil der bipolaren Zellen mit Ganglienzellen, **Horizontalzellen** verbinden Fotorezeptorzellen oder bipolare Zellen jeweils untereinander.

- **Gliazellen:** Neben regulären Astrogliazellen, die retinale Blutgefäße umscheiden, gibt es retinaspezifische Astrogliazellen, die sog. **Müller-Zellen.** Sie bilden eine äußere und innere Gliagrenzmembran an der Retina.
- **Retinale Blutgefäße:** Die Kapillarplexus, die die inneren Netzhautschichten mit Nährstoffen versorgen, entspringen der A. centralis retinae. Sie besitzen kontinuierliches Endothel und die einzelnen Endothelzellen sind durch Tight junctions verbunden. So entsteht die innere Blut-Retina-Schranke.

> Die Retina jedes Bulbus enthält etwa **120 Mio.** Stäbchenzellen und nur **6 Mio.** Zapfenzellen. Stäbchenzellen sind schlank. Ihr Außensegment enthält abgeschlossene, gestapelte und von Biomembranen umschlossene Bläschen. Die Funktion der Stäbchenzellen ist das Hell-Dunkel-Sehen. Zapfenzellen haben eine bauchige Gestalt. Ihr Außensegment enthält eingestülpte Membranen. Funktion der Zapfenzellen ist das Farbsehen.

Stratum pigmentosum. Leitet sich aus dem **äußeren Augenbecherblatt** ab. Dieses Stratum besteht aus dem einschichtig isoprismatischen Pigmentepithel. Im Zytoplasma enthalten diese Zellen reichlich Melaningranula und Phagolysosomen. Basal sitzen die Pigmentepithelzellen der Bruchmembran fest auf und umfassen apikal die Außensegmente der Fotorezeptorzellen. Untereinander sind die Zellen durch Tight junctions fest miteinander verschmolzen. Dadurch entsteht die äußere Blut-Retina-Schranke. Das Pigmentepithel dient als Trennschicht zur Uvea hin und absorbiert Streulicht. Des Weiteren ist dieses Stratum an der Verstoffwechselung überalterter, abgestoßener Außensegmente der Fotorezeptoren und deren Sehpigmenten beteiligt sowie am Stoffaustausch zwischen den Gefäßen der Choriokapillaris und den Fotorezeptoren.

Schichtenaufbau der Retina. Durch die regelmäßige Lage einzelner Bestandteile hat die Retina folgenden 10-schichtigen Aufbau (von der Choroidea zum Glaskörper, → Abb. 2.21):
- **Str. pigmentosum:** Pigmentepithelschicht
- **Str. neuroepitheliale:** Außen- und Innensegmente der Fotorezeptorzellen
- **Str. limitans externum: äußere Gliagrenzmembran,** die durch die Verschmelzung der äußeren Fortsätze der Müller-Zellen über Zonulae adhaerentes mit den Fotorezeptorzellen entsteht
- **Str. nucleare externum:** Perikarya der Fotorezeptorzellen
- **Str. plexiforme externum:** Nervenzellfortsätze und Synapsen zwischen den Fotorezeptorzellen, den bipolaren Zellen und den Horizontalzellen
- **Str. nucleare internum:** Perikarya der bipolaren Zellen sowie der Interneurone und der Müller-Zellen
- **Str. plexiforme internum:** Nervenzellfortsätze und Synapsen zwischen bipolaren Zellen, Ganglienzellen und amakrinen Zellen
- **Str. ganglionicum (Str. ganglionare n. optici):** Perikarya der Ganglienzellen
- **Str. neurofibrarum:** Nervenfaserschicht mit den Axonen der Ganglienzellen
- **Str. limitans internum:** durch Tight junctions sehr eng ineinander verzahnte innere Fortsätze der Müller-Zellen mit darunter liegender Basallamina. Bildet die **innere Gliagrenzmembran.**

Bevor das Licht auf die lichtempfindlichen Fortsätze der Fotorezeptorzellen treffen kann, muss es die acht zuletzt genannten Schichten durchqueren. In der Pars optica retinae gibt es allerdings zwei davon abweichend aufgebaute Bereiche:
- **Macula lutea (gelber Fleck)** mit der in ihr gelegenen **Fovea centralis:** Stelle des schärfsten Sehens: hier finden sich ausschließlich Zapfenzellen und die inneren Retinaschichten sind ab dem Str. nucleare internum zur Seite verdrängt (→ Abb. 2.21).

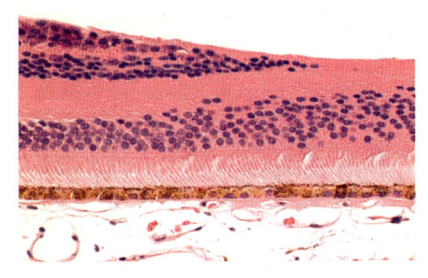

Abb. 2.21 Fovea centralis (rechts) mit zur Seite gedrängtem gewöhnlichem retinalem Schichtenaufbau (links) und darunter liegender Choroidea (H.E., hohe Vergrößerung) [E361]

2 Histologie der Organe

- **Blinder Fleck**: lateral des gelben Flecks. Hier verlassen die Axone der 3. Neurone der Sehbahn das Auge über die **Papilla nervi optici**. Der oben beschriebene Aufbau der Retina ist hier nicht existent.

Weitere Bestandteile

Corpus vitreum (Glaskörper). Es besteht zu 98 % aus Wasser, wenig Hyaluronsäure, Typ-II-Kollagenfibrillen, die vom Epithel der Pars plana des Ziliarkörpers produziert werden, sowie einzelnen Makrophagen (**Hyalozyten**). Der Glaskörper drückt die Retina gegen die Choroidea.

Linse Sie ist eigenelastisch, transparent und bikonvex. Ihre stärker gekrümmte Vorderfläche besteht aus kubischen, organellenarmen **Linsenepithelzellen**, die lebenslang teilungsfähig bleiben. Der Rest der Linse setzt sich aus **Linsenfasern** und extrem wenig EZM zusammen, die den Hauptteil der Linse bilden. Bei den Fasern handelt es sich um vitale, häufig kern- und organellenlose längliche Zellen, die viel sog. **Kristallin** (Protein) enthalten und zu 60–70 % aus Wasser bestehen. Sie gehen aus den Linsenepithelzellen hervor.

Die lebenslang neu entstehenden Linsenfasern wandern in Richtung **Äquator**, den zum Ziliarkörper gerichteten Teil der Linse, und werden durch neu entstehende Fasern in die Tiefe der Linse verdrängt. Hierdurch entsteht zunehmend ein verdichteter zentraler **Linsenkern** und eine diesen umgebende Schichtung jüngerer Linsenfasern, die **Linsenrinde**.

Nach außen wird die Linse von einer besonders dicken Basallamina überzogen, der **Linsenkapsel**. In diese strahlen am Äquator die **Zonulafasern** ein.

Augenkammern. Man unterscheidet:
- **Hintere Augenkammer**: wird anterior von der Iris, medial von der Linse, posterior vom Glaskörper und lateral vom Ziliarkörper begrenzt
- **Vordere Augenkammer**: wird nach posterior von Iris und Linse und nach anterior von der Hornhaut umschlossen.

In den Augenkammern befindet sich das dem Liquor cerebrospinalis ähnliche **Kammerwasser**, das vom Ziliarepithel gebildet und in die hintere Augenkammer abgegeben wird. Es fließt durch den schmalen Spalt zwischen Iris und Linse in die vordere Augenkammer. Dort wird es entweder zwischen den von Korneaendothel überzogenen Trabekeln (**Fontana-Räume**) zwischen Iris,

Sklera und Kornea im **Schlemm-Kanal** (**Sinus venosus sclerae**) im Kammerwinkel resorbiert und in episklerale Venen abgeleitet oder es fließt über den Extrazellulärraum von Sklera und Uvea in **Vortexvenen** (episklerale Venen) ab. Durch einen etwas höheren **Augeninnendruck** (15 mmHg) im Vergleich zum Druck in den Vortexvenen (< 10 mmHg) wird der Abfluss des Kammerwassers aufrechterhalten.

■ Hilfseinrichtungen des Sehorgans

Augenlider (Palpebrae)

Grundgerüst der Lider (→ Abb. 2.22) ist der **Tarsus** (Lidplatte) aus straffem geflechtartigem Bindegewebe, der den Lidern Form und Stabilität verleiht. Am Tarsus setzt glatte sympathisch innervierte Muskulatur an, die **Mm. tarsales superior et inferior**. Darüber hinaus findet sich über nahezu der gesamten Länge des Lids willkürlich innervierte Skelettmuskulatur in Form des **M. orbicularis oculi** (Innervation: N. facialis), der den Lidschluss ausführt. Außerdem strahlt am Oberlid zusätzlich die Sehne eines willkürlich innervierten Skelettmuskels in den Tarsus ein (**M. levator palpebrae**, Innervation: N. oculomotorius).

Die äußere Oberfläche der Augenlider ist von mehrschichtig verhorntem Plattenepithel bedeckt, die Innenseite von Bindehaut. An der Lidkante gehen beide Epitheltypen ineinander über. Hier finden sich nach anterior gerichtete Haare, die Wimpern (**Ciliae**). Am Augenlid lassen sich verschiedene Drüsen unterscheiden:
- **Wimperndrüsen** (Gll. ciliares, **Moll-Drüsen**): liegen zwischen den Wimpern und sind apokrine Schweißdrüsen
- **Talgdrüsen** (Gll. sebaceae, **Zeis-Drüsen**): holokrine Drüsen, die der Einfettung der Wimpern dienen
- **Lidplattendrüsen** (Gll. tarsales, **Meibom-Drüsen**): ebenfalls holokrine Talgdrüsen. Sind die größten Drüsen der Augenlider und in das Bindegewebe des Tarsus eingelagert. Ihre Ausführungsgänge münden in der Nähe der hinteren Lidkante auf die Oberfläche der Lidinnenseite. Ihr Sekret bildet die Lipidschicht des Tränenfilms.

Die Bindehaut (**Konjunktiva**) überzieht die Innenseite des Augenlids und geht an der Basis des Lids im **Fornix conjunctivae** superior und inferior (Bindehautumschlagsfalten) – der Lidbeweglichkeit dienende Reservefalten – in die Bindehaut des

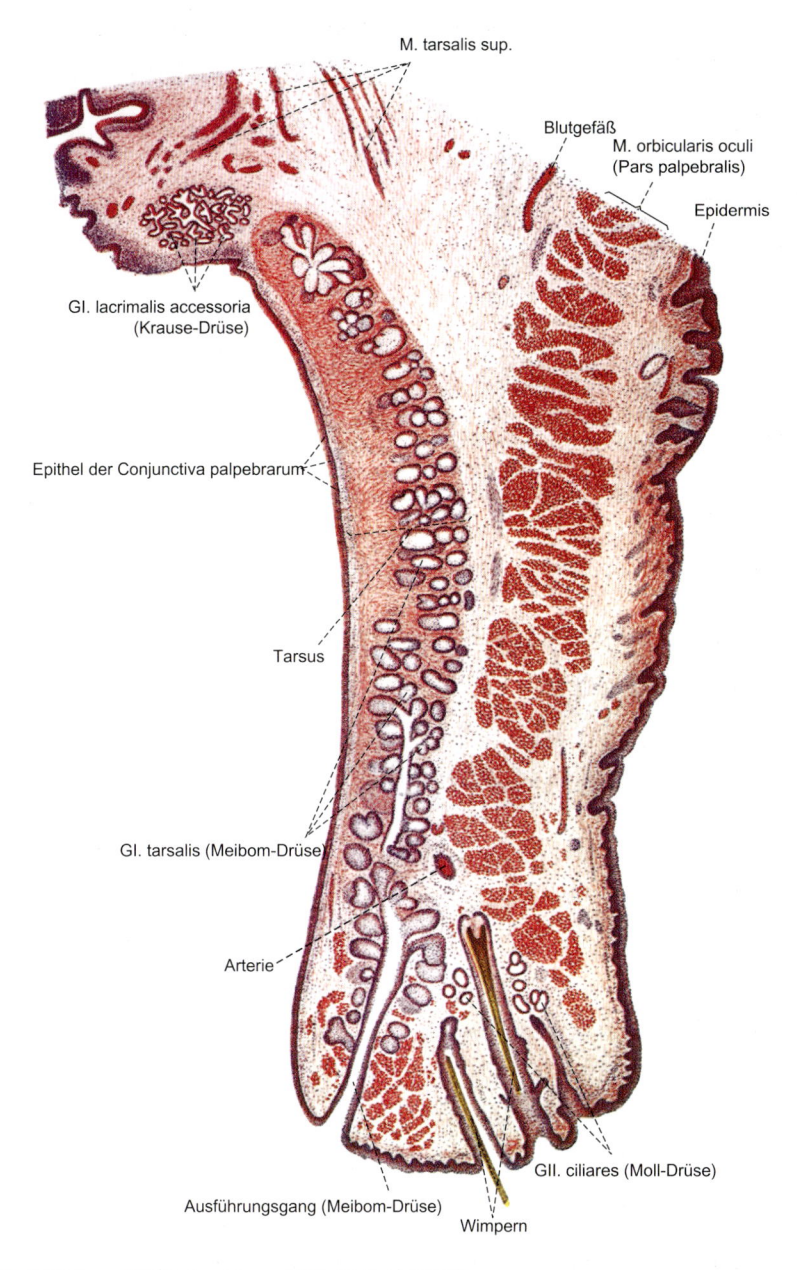

Abb. 2.22 Augenlid (Nachzeichnung H.E., 17-fach) [S018]

Bulbus über. Die Bindehaut des Bulbus reicht bis zum **Limbus corneae**. Sie trägt ein überwiegend mehrschichtig plattes bis isoprismatisches Epithel, in das einige Becherzellen eingestreut sind. Im Fornix ist es mehrschichtig hochprismatisch und enthält viele Becherzellen, die Muzine für den Tränenfilm bilden. Die dünne Lamina propria der Bindehaut enthält wenige Kapillaren mit einzelnen Lymphozyten und Plasmazellen.

Tränendrüsen

Die Hauptränendrüsen, die **Gll. lacrimales**, sind verzweigte Drüsen mit weiten tubuloalveolären, rein serösen Endstücken. Die Endstückzellen sind von Myoepithelzellen unterlagert, und im Stroma um die Endstücke finden sich reichlich IgA-produzierende Plasmazellen. Die Drüsen besitzen ein sehr einfach gebautes Ausführungsgangsystem (**ohne** Streifen- und Schaltstücke) und münden mit jeweils ca. 10 Ausführungsgängen in den oberen Fornix conjunctivae. In Nähe des Oberlidfornix finden sich ähnlich gebaute akzessorische Tränendrüsen, die **Gll. lacrimales accessoriae** (**Krause-Drüsen**).

Funktion der Tränendrüsen. Die Tränendrüsen sind parasympathisch innerviert. Sie produzieren die isotone Tränenflüssigkeit, die hauptsächlich Wasser und daneben Muzine, NaCl, **bakterizide Enzyme** wie Defensine, Laktoferrin und Lysozym sowie **transzytotisches IgA** enthält. Die Tränenflüssigkeit ernährt die Kornea und schützt sie vor Austrocknung und Bakterien. Bei Bewegung des Bulbus ermöglicht die Flüssigkeit Gleitvorgänge.

Tränenfilm

Der Tränenfilm ist dreischichtig. Von außen nach innen besteht er aus:
- Wässriger Schicht: wird von den Haupt- und akzessorische Tränendrüsen hergestellt
- Lipidschicht: wird von den Meibom-Drüsen produziert. Funktion ist die Stabilisierung des Tränenfilms und der Schutz der wässrigen Phase gegen schnelle Verdunstung
- Muzinschicht: wird von den Becherzellen der Konjunktiva synthetisiert.

■ **CHECK-UP**

☐ Beschreibe Sie den zehnschichtigen Aufbau der Retina!
☐ Was sind die histologisch differenzierbaren Bestandteile der Kornea?
☐ Nennen Sie wichtige histologische Differenzialdiagnosen zu den Tränendrüsen. Wie lassen sich diese dennoch unterscheiden?

Hör- und Gleichgewichtsorgan

■ Äußeres Ohr

Der Teil des Ohrs, der mit der Umwelt in Verbindung steht. Das äußere Ohr setzt sich aus den Untereinheiten **Auricula** (Ohrmuschel) und **Meatus acusticus externus** (äußerer Gehörgang) zusammen.

Ohrmuschel

Das Grundgerüst der Ohrmuschel ist aus elastischem Knorpel. Durch wenig Bindegewebe ist der elastische Knorpel relativ fest mit der Haut verbunden, die die Ohrmuschel bedeckt. Jene Haut besteht aus mehrschichtig verhorntem Plattenepithel und trägt Haare, Schweiß- und Talgdrüsen.

Äußerer Gehörgang

Der äußere Gehörgang ist ebenfalls mit Haut ausgekleidet. Er trägt vereinzelt Haare, Talgdrüsen und spezielle apokrine Drüsen, die **Gll. ceruminosae**. Das Sekret dieser Drüsen bildet gemeinsam mit dem der Talgdrüsen und abgeschilferten Epithelien das **Zerumen** (Ohrenschmalz), das den äußeren Gehörgang vor Austrocknung und Infektionen schützt. Die äußeren zwei Drittel des äußeren Gehörgangs werden von elastischem Knorpel das innere Drittel von formgebendem Knochen unterfüttert.

Trommelfell

Die Grenze zum Mittelohr bildet die **Membrana tympanica** (Trommelfell). Diese setzt sich von außen nach innen zusammen aus:
- **Str. cutaneum**: Hautschicht
- **Str. fibrosum**: Bindegewebe mit reichlich kollagenen und elastischen Fasern
- **Str. mucosum**: eine Schicht flaches Plattenepithel

▪ Mittelohr

Paukenhöhle

Die **Paukenhöhle** (**Cavitas tympanica**) ist mit einschichtig flachem bis isoprismatischem Epithel ausgekleidet. Unter dem Epithel befindet sich eine dünne Lamina propria mit einem Blutkapillarplexus und Lymphkapillaren. Sie verbindet das Epithel fest mit dem darunter liegenden Knochen. In der Paukenhöhle befindet sich die Gehörknöchelchenkette, bestehend aus **Malleus** (Hammer), **Incus** (Amboss) und **Stapes** (Steigbügel). Sie dient der Schallübertragung zwischen äußerem Ohr bzw. Trommelfell und Innenohr bzw. ovalem Fenster. Über den am Hammergriff ansetzenden **M. tensor tympani** und den am Steigbügel inserierenden **M. stapedius** kommt es zu einer Dämpfung des eingehenden Schallsignals.

Ohrtrompete

Die Paukenhöhle hat über das bindegewebige ovale und runde Fenster Anschluss an das Innenohr und an der medialen Wand an die **Tuba auditiva** (Ohrtrompete, **Eustachi-Röhre**). Die Tuba auditiva ist mit respiratorischem Epithel ausgekleidet und hat einen Mantel aus quer gestreifter Muskulatur. Sie dient dem Druckausgleich zwischen Epipharynx und Paukenhöhle.

▪ Innenohr

Das Innenohr ist der Sitz der eigentlichen Hör- und Gleichgewichtsorgane. In einer Aussparung der Felsenbeinpyramide liegen diese wie in einem Labyrinth verteilt in mehreren Kammern. Im Zentrum jeder Kammer befindet sich ein schlauchförmiges, mit **Endolymphe** gefülltes Hohlraumsystem (**Endolymphraum**, **häutiges Labyrinth**), das zum angrenzenden Knochen von **Perilymphe** umflossen wird (**Perilymphraum, knöchernes Labyrinth**).

Endolymphraum

Durch Tight junctions verbundene Epithelzellen dichten den Endolymphraum ab. Sie liegen einer kontinuierlichen, für Perilymphe durchlässigen Basallamina auf. Die im Endolymphraum befindliche Endolymphe hat ähnlich wie Intrazellularflüssigkeit eine hohe K^+- und eine niedrige Na^+-Konzentration. Sie wird überwiegend von der Stria vascularis der Schnecke sowie dem Planum semilunatum in den Bogengängen gebildet und fließt über den **Ductus endolymphaticus** in den **Saccus endolymphaticus** des Epiduralraums ab, wo sie resorbiert wird.

Perilymphraum

Der Perilymphraum ist mit mesothelartigen Fibroblasten ausgekleidet. Die ihn durchströmende Perilymphe ähnelt der extrazellulären Flüssigkeit. Der Perilymphraum hat über den Ductus perilymphaticus Verbindung zum liquorgefüllten Subarachnoidalraum.
Der Perilymphraum ist zwar ein einziger durchgehender Raum, erweitert sich aber zu morphologischen Räumen, die eigene Bezeichnungen tragen. So ist der zentrale Teil des Perilymphraums das Vestibulum, welches über das ovale Fenster Kontakt zur Steigbügelplatte hat. Im Vestibulum steht auch das Gleichgewichtsorgan über den endolymphatischen **Ductus reuniens** mit dem Hörorgan in Kontakt.

Schnecke

Die spiralig aufgerollte **Cochlea** (Schnecke) enthält den **Canalis spiralis cochleae** (Schneckenkanal). Dieser setzt sich aus zwei perilymphatischen Räumen, der **Scala vestibuli** (Vorhoftreppe) und der **Scala tympani** (Paukentreppe), zusammen, die über eine an der Spitze der Schnecke liegende Öffnung, dem **Helicotrema**, ineinander übergehen. Zwischen beiden Scalae liegt der am Ductus reuniens beginnende und an der Schneckenspitze blind endende, mit Endolymphe gefüllte **Ductus cochlearis**. Von der kranialen Scala vestibuli ist er durch die dünne **Reissner-Membran** getrennt. Nach lateral findet sich das wahrscheinlich einzige von Blutkapillaren durchzogene Epithel des menschlichen Körpers, die dreischichtige **Stria vascularis**. Unter ihr liegt das bindegewebige **Lig. spirale**. Zur Scala tympani hin findet sich die für Perilymphe durchlässige, überwiegend bindegewebige Membrana basilaris (**Basilarmembran**). Diese wird bis zur Schneckenspitze immer breiter und enthält das **Vas spirale**, welches das Corti-Organ mit Nährstoffen versorgt.

Corti-Organ Dieses auf der Basilarmembran sitzende Gebilde (→ Abb. 2.23) ist aus Stützzellen, sekundären Sinneszellen (äußere und innere Haarzellen), der **Membrana tectoria** und mehreren von **Corti-Lymphe** (entspricht der Perilymphe) durchflossenen Hohlräumen aufgebaut:

- **Stützzellen**: Grenz-, Pfeiler- und Phalangenzellen
- **Sekundäre Sinneszellen**: Über die ganze Länge des Corti-Organs findet man eine Reihe innerer und drei bis fünf Reihen äußerer Haarzellen:

2 Histologie der Organe

- Die **äußeren Haarzellen** sind v. a. mit efferenten Nervenfasern aus dem Ncl. olivaris superior des Hirnstamms synaptisch verbunden. Sie haben Stereozilien, die jeweils über **Tip links** (Spitzenverbindungen), überwiegend bestehend aus dem Protein Cadherin 23, miteinander verbunden und im apikalen Zytoplasma der Haarzellen in einer elektronendichten **Kutikularplatte** aus einem Aktin- und Spektrinnetz verankert sind. Die längsten Stereozilien der äußeren Haarzellen ragen in die **Membrana tectoria** hinein.
  Die Stützzellen der äußeren Haarzellen bilden apikal dünne Ausläufer, die die äußeren Haarzellen umfangen und am Haarzellenapex in eine dünne Kopfplatte auslaufen. Diese Kopfplatten sind über Tight junctions und Zonulae adhaerentes fest mit den Haarzellen und den benachbarten Stützzellen verbunden. In der Aufsicht entsteht so eine Mosaikfläche aus Kopfplatten und äußeren Haarzellen, die auch als **Membrana reticularis** bezeichnet wird. Sie bietet den äußeren Haarzellen mechanische Stabilität und ist gleichzeitig eine Fortsetzung der Diffusionsbarriere zwischen endo- und perilymphatischem Raum. Die Barriere ist durchlässig für Wasser, nicht aber für Elektrolyte.
- Die **inneren Haarzellen** sind überwiegend afferent mit bipolaren Neuronen verbunden. Die Perikarya dieser Neurone liegen im zentralen Canalis spiralis des Modiolus cochleae (**Ganglion spirale**) und ihre Axone bilden den kochlearen Anteil des **N. vestibulocochlearis**. Die inneren Haarzellen besitzen an ihrer apikalen Oberfläche 50–100 Stereozilien, die allerdings nicht wie bei den äußeren Haarzellen bis in die Membrana tectoria reichen.

- **Membrana tectoria**: gallertige amorphe Masse, die hauptsächlich aus Kollagenen (v. a. Kollagen Typ II) und Glykoproteinen (v. a. Otogelin und Tectorine) besteht. Wird von Interdentalzellen synthetisiert.
- **Hohlräume**: Dies sind von innen nach außen der **innere Tunnel** (**Corti-Tunnel**), der **Nuel-Raum** und der **äußere Tunnel**. Nach medial und lateral läuft das Corti-Organ in die Sulci spirales internus und externus aus. Zum zentralen knöchernen **Modiolus**, der Achse der

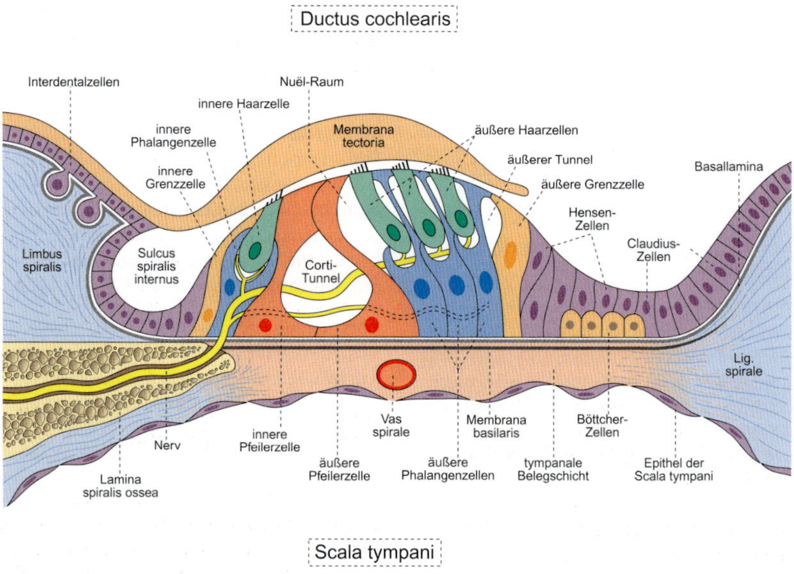

Abb. 2.23 Corti-Organ mit seinen Bestandteilen (Schema) [L107]

Schnecke gerichtet, findet sich kranial der von Interdentalzellen bedeckte bindegewebige **Limbus spiralis**. Kaudal des Limbus liegt die **Lamina spiralis ossea**. Sie schützt die afferenten und efferenten Nervenfasern, die in das Corti-Organ ziehen, vor Traumata.

> Schall niedriger Wellenlängenbereiche bzw. Wanderwellen mit hoher Frequenz haben ihr Amplitudenmaximum an der Schneckenbasis.
> Schall hoher Wellenlängenbereiche bzw. niedriger Frequenz hat sein Amplitudenmaximum an d er Schneckenspitze.

Vestibularorgan (Gleichgewichtsorgan)

Die Sinneszellen des Vestibularorgans finden sich im Endolymphraum auf der zum Vestibularorgan zeigenden Seite des Ductus reuniens. In nächster Nähe zu diesem Ductus liegt der Sacculus und durch einen schmalen Raum getrennt, von dem auch der Ductus endolymphaticus abgeht, der **Utriculus**. Sacculus wie Utriculus tragen sog. **Maculae staticae**, die aus **Haarzellen** (Sinneszellen), **Stützzellen** und der sie bedeckenden **Otolithenmembran** bestehen.

Haarzellen. Bei den Haarzellen unterscheidet man die bauchigen Haarzellen vom Typ I und die eher schmalen Haarzellen vom Typ II. Bei beiden Typen trägt jede Zelle ein langes Kinozilium und bis zu 80 Stereozilien, die untereinander durch Tip links verbunden sind.

Otolithenmembran (Statolithenmembran). Die Fortsätze der Haarzellen ragen in die Otolithenmembran hinein. Diese Membran ist ähnlich aufgebaut wie die Membrana tectoria, enthält allerdings zusätzlich **Kalziumkarbonatkristalle**, die Otolithen. Durch die hohe Konzentration an Kristallen erhöht sich die Membrandichte, sodass sie deutlich höher als die Dichte der Endolymphe ist.

> Zu einer Schädigung der Haarzellen kann es durch Einnahme bestimmter Medikamente (Aminoglykosidantibiotika, Schleifendiuretika) oder auch durch übermäßige Lärmexposition (Knall- und Schalltraumata) kommen.

■ CHECK-UP

- ☐ Welche histologischen Strukturen bildet die Endolymphe, welche die Perilymphe?
- ☐ Welche Funktion haben jeweils die inneren und äußeren Haarzellen des Corti-Organs?
- ☐ Was unterscheidet die Otolithenmembran ultrastrukturell von der Membrana tectoria?

Haut und Hautanhangsgebilde

■ Kutis (Haut)

Die Haut ist nach dem Darm das zweitgrößte Organ des menschlichen Organismus. Sie bietet eine Gesamtoberfläche von ca. **1,7–2 m²** und ist bis zu **5 kg** schwer. Man unterscheidet zwei Hauttypen:
- **Felderhaut**: Sie bedeckt den größten Teil des Körpers und zeigt in der Aufsicht viele polygonale Felder. Sie ist **behaart** und hat **ekkrine und z. T. auch apokrine Schweißdrüsen sowie Talgdrüsen**.
- **Leistenhaut**: Sie findet sich nur auf den Palmar- und Plantarflächen. Sie ist durch genetisch determinierte längs- und querverlaufende Rinnen gekennzeichnet, die bei jedem Individuum unterschiedlich sind. Dieser Umstand lässt sich kriminaltechnisch nutzen z. B. bei der Identifizierung von Fingerabdrücken. In der Leistenhaut sind weder Haare noch apokrine Schweiß- oder Talgdrüsen zu finden. Lediglich **ekkrine Schweißdrüsen** sind hier in hoher Zahl vorhanden.

Die Kutis setzt sich aus der oberflächlich gelegenen epithelialen Epidermis und der darunter liegenden bindegewebigen Dermis zusammen.

Epidermis

Die Epidermis (Oberhaut) der Felderhaut hat eine Dicke von 50–100 μm, an der plantaren Leistenhaut kann sie sogar bis zu 1 mm dick sein. Die Epidermis besteht zu 90 % aus einem epithelialen Grundgerüst. Dieses besteht aus sog.

2 Histologie der Organe

Keratinozyten, die ein mehrschichtig verhornendes Plattenepithel ausbilden. Die Zellen sind untereinander durch Gap junctions und Desmosomen verbunden. An den Desmosomen inserieren intrazellulär reichlich **Tonofilamente** (Zytokeratinfilamente). Diese Filamente produzieren eine Reihe antimikrobieller Wirkstoffe wie z. B. β-Defensine, Hormone wie z. B. α-MSH und Zytokine wie z. B. TNF-α. Die Epidermis hat von der Basalmembran zur freien Oberfläche folgende Schichtung:

- **Str. basale** (Basalzellschicht): unterste Schicht der Epidermis. Besteht aus einer Lage kubischer Zellen, die auf einer Basalmembran aufliegen. Im Str. basale befinden sich die Stammzellen der Epidermis und hier erfolgt die mitotische Vermehrung der Keratinozyten.
- **Str. spinosum** (Stachelzellschicht): eosinophile Schicht aus ca. drei bis fünf Zelllagen. Von basal nach apikal werden die Zellen der einzelnen Zelllagen immer flacher. Weil die Zellen durch Wasserabgabe zunehmend schrumpfen, die desmosomalen Kontakte aber bestehen bleiben, erscheinen die Zellen stachelig.
- **Str. granulosum** (Körnerzellschicht): dreischichtige, stark basophile Schicht. Die Zellen sind noch platter als im darüber liegenden Str. spinosum. Die Keratinozyten sind hier nicht nur durch Gap junctions und Desmosomen, sondern zusätzlich noch durch Tight junctions miteinander verbunden. Besonders kennzeichnend für diese Schicht ist das Vorkommen von:
  - **Keratohyalingranula**
  - **Odland-Körperchen** (Lamellenkörperchen): In ihnen werden polare Lipide gespeichert, die durch Exozytose in den Extrazellularraum abgegeben werden und diesen abdichten.
- **Str. corneum** (Hornzellschicht): Schicht aus toten, stark eosinophilen und besonders flachen Hornzellen. Die Zellen enthalten weder Zellkern noch Organellen. Diese Schicht umfasst in der Felderhaut bis zu **25** und in der Leistenhaut sogar bis zu **100 Zelllagen**.
- **Str. lucidum**: existiert nur in der Epidermis der Leistenhaut. Liegt zwischen Str. granulosum und Str. corneum als eine stark eosinophile Übergangsschicht zwischen Keratinozyten und Hornzellen.

Vom Str. basale bis zum Str. corneum machen die Keratinozyten eine ca. **4 Wochen** dauernde Wanderung und Differenzierung durch, bis sie als Hornzellen abgeschilfert werden. Die Verhornung beginnt im oberen Str. spinosum oder unteren Str. granulosum. Intrazellulär bilden sich große Proteinkonglomerate, die mit den Tonofilamenten verkleben. Die dabei entstehenden Komplexe erscheinen lichtmikroskopisch als **Keratohyalingranula**. Durch weitere Aggregation der Proteinkomplexe mit den Tonofilamenten entsteht schließlich das Keratin, das die Epidermisoberfläche gegen chemische, v. a. Säuren, und mechanische Stressoren schützt und zusammen mit den polaren Lipiden und den Tight junctions als Diffusionsbarriere wirkt.

Weitere relevante Zellen innerhalb der Epidermis sind Melanozyten, Merkel-Zellen und Langerhans-Zellen.

Melanozyten Sind miteinander durch Desmosomen verbunden. Sie liegen gemeinsam mit den Keratinozyten im Str. basale direkt auf der Basalmembran und synthetisieren in ihren **Melanosomen** (spezielle Zellorganellen) zwei verschiedene Melanintypen: das **Eumelanin** und das **Phäomelanin**. Beide Substanzen werden von den Melanozyten exozytiert und durch eine Phagozytose von den Keratinozyten der Epidermis und der Haarfollikel aufgenommen. Indem Melanin UV-Strahlen absorbiert, schützt es die sich teilenden basalen Keratinozyten, bei denen es sich um organspezifische Stammzellen handelt, vor UV-Schäden des Genoms und wirkt somit der Apoptose oder einer malignen Entartung der Zellen entgegen. Durch verzweigte Ausläufer steht ein Melanozyt mit durchschnittlich 30 Keratinozyten im Melaninaustausch; die Zellen bilden eine **epidermale Melanineinheit**. Bei Reizeinwirkung wie z. B. erhöhte Sonnenbestrahlung werden die Melanozyten zum einen durch Hormone wie ACTH und α-MSH aus dem Hypophysenmittellappen und zum anderen durch Zytokine wie TNF-α aus benachbarten Keratinozyten zu einer gesteigerten Melaninsynthese stimuliert.

Merkel-Zellen. Sind ebenfalls durch Desmosomen miteinander verbunden. Sie liegen mit den Keratinozyten auf der Basalmembran im Str. basale, allerdings nur in der Leistenhaut. Basal stehen sie mit einem Dendrit in synaptischem Kontakt. Sie dienen der Mechanorezeption (Tastsinn) und enthalten eletronendichte neurosekretrorische Granula. Merkel-Zellen werden dem DNES zugerechnet.

Langerhans-Zellen. Sie finden sich sowohl im Str. spinosum der Epidermis als auch in der äußeren epithelialen Wurzelscheide der Haarfollikel. Es handelt sich um antigenpräsentierende Zellen, die von Monozyten abstammen. Ultrastrukturell weisen sie sog. **Birbeck-Granula** auf. Werden sie von Antigenen stimuliert, verlassen sie die Epidermis, wandern in die nächstgelegenen Lymphknoten und stimulieren dort die T-Lymphozyten.

Dermis

Das Str. basale ist mit der darunter liegenden Dermis (Korium, Lederhaut) durch eine Basalmembran, die sog. **dermoepidermale Junktionszone**, fest verbunden. Die Dermis ist reich an Hyaluronsäure und Proteoglykanen. Sie lässt sich in zwei Bereichen gliedern:

- **Papilläre Dermis** (Str. papillare): oberer Teil der Dermis. Besteht aus lockerem Bindegewebe mit Kollagen-Typ-I- und Typ-III-Fibrillen und elastischen Fasern. Hier finden sich in großer Menge freie Bindegewebszellen wie z. B. Mastzellen und Plasmazellen. Durch die papilläre Dermis ziehen der **Plexus superficialis** des Hautblutgefäßsystems sowie erste Lymphkapillaren. Zur gegenseitigen Verzahnung von Epidermis und Dermis bildet einerseits die Epidermis Zapfen, sog. **epidermale Reteleisten**, aus, die vom Str. basale und zu geringerem Teil vom Str. spinosum ausgehen und bis zur papillären Dermis reichen. Andererseits liegen zwischen den Zapfen **Dermispapillen**, die von der Dermis ausgehen. In den Dermispapillen der Leistenhaut finden sich zusätzlich sog. **Meißner-Tastkörperchen**, eiförmige Gebilde, die sich aus einem zentralen Dendriten und umgebenden Schwann-Zellen sowie einer bindegewebigen Perineuralkapsel zusammensetzen und Berührungsreize übermitteln.
- **Retikuläre Dermis** (Str. reticulare): untere Schicht der Dermis. Sie besteht aus vielen Kollagen-Typ-I-Fibrillen sowie elastischen Fasern. Sie enthält den **Plexus profundus** des Hautblutgefäßsystems, der sich aus Gefäßen der Subkutis speist und mit dem oberflächlichen Plexus in Kontakt steht, außerdem **Ruffini-Körperchen**, die im Aufbau den Meißner-Tastkörperchen ähneln und Druck registrieren.

■ Subkutis (Unterhaut)

Die Subkutis besteht aus lockerem Bindegewebe, das viele Fettzellen enthält, die als Energiespeicher, Druckpolster und Wärmeisolator dienen. Sie wird von Strängen aus straffem Bindegewebe (**Retinacula cutis**) durchzogen, die die Dermis mit unter der Subkutis liegenden Faszien oder Periost verbinden.
In der Subkutis liegen viele Nerven, die mit den Meißner-Tast- und Ruffini-Körperchen in Kontakt stehen, Blutgefäße, die o. g. Plexus speisen und die **Vater-Pacini-Lamellenkörperchen**, die Vibrationen registrieren. Diese Lamellenkörperchen gleichen der Form nach einer quer geschnittenen Zwiebel, ansonsten entspricht ihr Aufbau dem der Meißner-Tastkörperchen.

> Kutis und Subkutis werden unter der Bezeichnung **Integumentum commune** (Hautdecke) zusammengefasst.

> Eine von den Keratinozyten ausgehende bösartige Erkrankung ist das **Spinaliom** (Spinalzellkarzinom). Von den Melanozyten geht das bösartige **maligne Melanom** (schwarzer Hautkrebs) aus.

■ Hautdrüsen

Schweißdrüsen (Gll. sudoriferae merocrinae)

Schweißdrüsen sind unverzweigte schlauchförmige Drüsen, die aus einem geknäuelten Endstück und einem geraden Ausführungsgang, der auf die Hautoberfläche mündet, bestehen. Es werden zwei Arten von Schweißdrüsen – ekkrine und apokrine – unterschieden:

Ekkrine (kleine) Schweißdrüsen. Sie kommen überall in der Haut vor, am dichtesten an der Stirn sowie an den Plantar- und Palmarflächen. Das aufgerollte Endstück, also der sekretorische Teil, befindet sich in der Dermis. Das Epithel des englumigen Endstücks enthält drei Zellarten:

2 Histologie der Organe

- **Dunkle Zellen** (muköse Zellen): enthalten viel Sekretgranula. Ihre Funktion ist bisher noch unklar.
- **Helle Zellen**: enthalten Glykogen, weswegen sie im histologischen Schnitt hell erscheinen. Sie bilden eine isotone NaCl-Lösung (Primärschweiß). Helle und dunkle Zellen sind nur ultrastrukturell zu unterscheiden.
- **Myoepithelzellen**: liegen als lückenhafte Schicht unter den beiden anderen Zelltypen.

Der Ausführungsgang steigt vom Endstück in die Epidermis auf. In der Dermis besteht der Gang aus zweischichtig kubischem Epithel, das im histologischen Schnitt dunkler aussieht als das Endstückepithel. In der Epidermis entspricht der Gang nur noch Spalträumen zwischen den Keratinozyten.

> Im Anfangssegment des Ausführungsgangs findet die Na^+-Reabsorption statt. Da aber gleichzeitig kein Wasser reabsorbiert wird, ist der Endschweiß hypoton, d. h., dass der osmotische Druck des Schweißes unter dem des Bluts liegt. Dass der Schweiß hypoton ist, schützt den Körper u. a. gegen übermäßigen Salzverlust.
> Täglich werden für die Thermoregulation des Körpers durchschnittlich 200 ml Schweiß gebildet. Für die Schweißsekretion ist der Sympathikus verantwortlich. Der Neurotransmitter ist Acetylcholin.
> Schweiß ist primär geruchlos; erst durch bakterielle Einwirkung kommt ein Geruch zustande.

Apokrine (große) Schweißdrüsen. Sie finden sich in den Achseln, der Perimamillar- und der Anogenitalregion. Werden auch als **Duftdrüsen** bezeichnet. Sie nehmen ihre Arbeit erst in der Pubertät auf. Ihre Ausführungsgänge münden in einen Haartrichter. Sie produzieren in ihren weitlumigen Endstücken ein Sekret, dessen Funktion bisher noch unklar ist.

Talgdrüsen (Gll. sebaceae)

Der Ausführungsgang einer Talgdrüse kann in einen Haartrichter münden. Es gibt aber auch freie (haarfreie) Talgdrüsen im Lippenrot, auf dem Nasenrücken, an der Brustwarze und am äußeren Genitale. Als Meibom-Drüsen kommen sie im Augenlid vor.
Das Endstück der Talgdrüsen befindet sich in der Dermis und besteht aus Epithelzellen, die traubenförmige Azini bilden. Je näher die Epithelzellen dem kurzen Ausführungsgang liegen, desto mehr sind sie mit Fetttropfen gefüllt und desto pyknotischer wird ihr Zellkern. Talgdrüsen werden durch Androgene dazu stimuliert, ihre Sekretion zu steigern. Dies führt unweigerlich zur – gewollten – Apoptose von Talgdrüsenepithelzellen. Diese abgestorbenen Zellen werden in den Ausführungsgang transportiert und als Talg (**Sebum**) abgeschilfert. Dieser Vorgang wird als **holokrine Sekretion** bezeichnet. Talg dient der Einfettung von Haut und Haaren.

> Bei **Akne** (Acne vulgaris) liegt zum einen eine gesteigerte Talgproduktion (**Seborrhö**) vor, zum anderen verlegen Hornzellen den Haartrichter. Die Folge ist eine Superinfektion der Talgdrüse durch Bakterien, z. B. *Propionibacterium acnes*.

■ Haare

Einerseits sind die Haare Teil des Tastsinns, da sie haptische Reize aufnehmen, andererseits sorgen sie für Wärmeisolierung. Grob vereinfacht lässt sich ein Haar in zwei Teile gliedern: den vitalen intrakutanen Teil, der als **Haarfollikel** bezeichnet wird, und den avitalen, verhornten Teil, den **Haarschaft**, oberhalb der Haut. Lichtmikroskopisch betrachtet besteht das Haar aus deutlich mehr Strukturen.

Haarschaft. Er ragt zum größten Teil aus der Haut heraus. Nur der im Verhornungsprozess befindliche Bereich liegt unter der Haut. Der **Schaft** setzt sich zusammen aus:
- **Mark**: liegt innen im Haarschaft. Kommt nur bei Terminalhaaren vor. Besteht aus Hornzellen und Lufteinschlüssen. Das Verhältnis aus Lufteinschlüssen und Pigmentierung bestimmt die **Haarfarbe**.
- **Rinde**: Hauptbestandteil des Schafts. Umhüllt in den Terminalhaaren das Mark. Besteht aus dicht gepackten pigmentierten Hornzellen.
- **Haarkutikula**: liegt außen auf der Rinde auf. Besteht aus Hornzellen, die dachziegelartig angeordnet sind.

Haarfollikel. Teil des Haars, der unter der Hautoberfläche in der Epidermis liegt und sich schlauchförmig in die Dermis einstülpt. Der Haarfollikel ist für Haarwachstum und -erneuerung zuständig. Er umfasst den Haarbulbus sowie die bindegewebige und die epithelialen

Wurzelscheiden. Auch die keratogene Zone, die Haarwurzel und der Haartrichter werden ihm zugerechnet. In den Haarfollikel enden freie Nervenendigungen, Meißner-Tastkörperchen, Merkel- und Vater-Pacini-Lamellenkörperchen.

Haarbulbus. Der unterste Teil des Haarfollikels ist zum Bulbus aufgetrieben, der wegen seiner Form auch **Haarzwiebel** genannt wird. Der unterste Bereich des Bulbus ist die **Haarmatrix**. Hier liegen zum einen Melanozyten und zum anderen – wie im Str. basale der Epidermis – mitotisch aktiven Stammzellen (**Matrixzellen**). Von der Matrix geht das Wachstum der Haare aus.

Haarwurzel. Innerer Teil des Haarfollikels, der in den Schaft übergeht. Am Übergang von Wurzel zu Schaft befindet sich die **keratogene Zone**. In dieser Zone vollzieht sich kontinuierlich die Verhornung der Haarmatrixzellen. Auch der Bereich des Haarschafts, der noch nicht oder erst teilweise verhornt ist, wird als Haarwurzel bezeichnet.

Epitheliale Wurzelscheiden. Es gibt zwei epitheliale Wurzelscheiden:
- **Innere epitheliale Wurzelscheide**: ummantelt Haarwurzel und Haarkutikula. Endet auf Höhe des **Haartrichters**, der eingesenkten Mündung des Haars auf der Hautoberfläche, in den auch der Talgdrüsenausführungsgang mündet. Die innere Wurzelscheide besteht – von innen nach außen – aus drei Schichten:
  – **Scheidenkutikula**
  – **Huxley-Schicht**
  – **Henle-Schicht**
- **Äußere epitheliale Wurzelscheide**: folgt auf die innere Wurzelscheide. Geht am Haartrichter zum einen in die Epidermis, zum anderen in den Ausführungsgang der Talgdrüse über. Kurz unterhalb der Talgdrüse befindet sich in ihr der **Wulst**; dieser enthält Stammzellen der Keratinozyten, von denen nach Ausfall des Haars, d. h. des Haarschafts mit der Wurzel, neue Matrixzellen und damit letztlich neue Haare ausgehen. Am Wulst setzt auch der glatte, sympathisch innervierte **M. arrector pili** an, der das Haar aufrichtet, z. B. bei Gänsehaut, und die Talgdrüse auspresst.

Bindegewebige Wurzelscheide (Haarbalg). Sie schließt von außen mit einer feinen **Glashaut** an die äußere epitheliale Wurzelscheide an. Sie enthält zahlreiche sensible Nervenfasern. An der Haarwurzel stülpt sie sich als **Haarpapille** in diese ein. Die Haarpapille enthält Blutkapillaren und Fibroblasten. Letztere beeinflussen die Proliferation der Matrixzellen.

Haarwachstum und Haartypen
Haare wachsen ca. 1 cm/Monat. Dabei durchlaufen sie einen Zyklus aus Wachstumsphase (**Anagen**), Rückbildungsphase (**Katagen**) und Ruhephase (**Telogen**). Man unterscheidet fetale **Lanugo-** und adulte **Vellushaare**, die unpigmentiert, marklos, kurz und weich sind und den überwiegenden Teil der Körperbehaarung ausmachen, von den adulten **Terminalhaaren**, die markhaltig, pigmentiert, lang und hart sind, z. B. Kopfhaare und Schamhaare.

■ Nägel

Die Hauptstrukturen sind Nagelplatte, Nagelwurzel und Nagelbett. Die **Nagelplatte** setzt sich aus Hornschuppen zusammen und ist im **Nagelbett** verankert. Sie beginnt mit der proximalen **Nagelwurzel**. Das Nagelbett besteht aus bis zum Knochen reichendem Bindegewebe und Epithel (**Hyponychium**). Letzeres ist mit der Platte verschmolzen und besteht nur aus Str. basale und Str. spinosum. Proximal geht das Epithel in die Nagelmatrix über, von der das Nagelwachstum (0,5 mm/Woche) ausgeht. Die Matrix scheint als weiße **Lunula** durch den proximalen Teil des Nagels hindurch.

Die Nagelplatte ist lateral vom **Nagelfalz** und proximal von der **Nageltasche**, einem eingestülpten Epidermisbereich, eingefasst. Nageltasche, Bindegewebe und äußere Epidermis bilden gemeinsam den **Nagelwall**, der distal im Nagelhäutchen (**Eponychium**) endet, welches den Nagelfalz, den Raum zwischen Platte und Tasche, abdichtet.

■ Brustdrüse

Die Brustdrüse (*lat.* mamma) dient der Laktation (Milchbildung) und der sexuellen Stimulation. Jede Brustdrüse setzt sich aus 12–20 tubuloalveolären Einzeldrüsen, den **Lobi**, zusammen, die in bindegewebiges Stroma eingebettet sind und einzeln in der Brustwarze münden. Ein Lobus setzt sich aus mehreren **Lobuli** zusammen. Diese bestehen alle aus Endstücken die histologisch die Form von Azini und Alveolen aufweisen und in einen **Ductus terminalis** münden. Lobulus und Ductus terminalis bilden die

2 Histologie der Organe

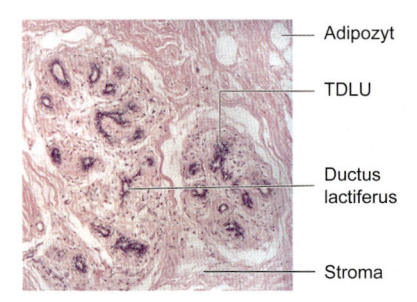

Abb. 2.24 Nicht-laktierende Mamma (H.E., mittlere Vergrößerung) [E352]

Bildbeschriftungen: Adipozyt, TDLU, Ductus lactiferus, Stroma

TDLU (Terminal duct lobular unit), die funktionelle Untereinheit der Brust. Beide Strukturen enthalten Stammzellen für den Zuwachs, wenn die Laktation ansteht. Mehrere Terminalductus münden in einen **Ductus lactiferus**, der über einen **Sinus lactiferus** in einen **Ductus excretorius**, der zur Oberfläche der Brustwarze führt, übergeht.

Das Gangsystem ist bis kurz vor der Mündung auf die Brustwarze von einem zweischichtigen Epithel bedeckt; innen sind es kubische bis hochprismatische Zellen, nach außen Myoepithelzellen. Die Azini der Lobuli haben ebenfalls ein zweischichtiges Epithel, das innen aus kubischen und außen aus Myoepithelzellen besteht.

Nicht-laktierende Brustdrüse

Die Brustdrüse kann sich in zwei Funktionszuständen befinden: nicht-laktierend und laktierend. Bei der nicht laktierenden Brustdrüse (→ Abb. 2.24) sind einzelne kleine Lobuli in lockeres kollagenes Bindegewebe, sog. **Mantelgewebe** (intralobuläres Bindegewebe) eingebettet, das sehr viel mehr Plasmazellen und Blutkapillaren enthält als gewöhnliches Bindegewebe. Außerhalb des Mantelgewebes befinden sich viel kollagenes Bindegewebe und Gruppen von Fettzellen. In der **altersatrophen Brust** dominiert das Fettgewebe.

Laktierende Brustdrüse

Unter Östrogeneinfluss proliferieren die Gänge der Brust, beeinflusst durch Progesteron und Prolaktin die Azini. Das Bindegewebe tritt nun quantitativ in den Hintergrund, Azini und Gänge dominieren. Die in den Azini gebildete Milch besteht aus:
- Wasser: zu 88 %
- Lipiden: zu 4 %. Sie werden von den sekretorisch aktiven epithelialen Endstückzellen durch apokrine Sekretion freigesetzt.
- Kasein: wird zusammen mit Ca^{2+} und Phosphat von den sekretorisch aktiven epithelialen Endstückzellen durch Exozytose freigesetzt
- IgA: wird durch Transzytose aus den Plasmazellen des Mantelgewebes freigesetzt
- Ionen.

Die Milchejektion wird durch Oxytocin aus dem HHL, das auf die Myoepithelzellen wirkt, veranlasst. Die Oxytocinausschüttung ist meistens auf den **Milchejektionsreflex**, der durch das Saugen des Säuglings an der Brust ausgelöst wird, zurückzuführen. Die Milch schießt dann etwa drei bis vier Tage später in die Brust ein und ersetzt die bei der Geburt vorhandene Vormilch. Das regelmäßige Saugen des Säuglings ist notwendig, um die Laktation aufrechtzuerhalten. Entfällt das Saugen über einen längeren Zeitraum, kommt es zur **Involution** (Rückbildung) der Drüsenepithelien. Gefüllte und gestaute Azini reißen ein, und ihre Bestandteile werden von Makrophagen abgeräumt. Der Rest der überflüssigen Azini geht durch Apoptose unter.

> Von der TDLU geht das **Mammakarzinom** aus, ein bösartiger Tumor, der bei 10–15 % aller Frauen in den Industrienationen auftritt.

■ CHECK-UP

- ☐ Stellen Sie die histologische Differenzierung ekkriner und apokriner Schweißdrüsen vor!
- ☐ Aus welchen lichtmikroskopisch unterscheidbaren Einzelbestandteilen bestehen Haare und Nägel?
- ☐ Aus welchen wesentlichen Bestandteilen besteht das Sekret der laktierenden Mamma?

Register

A
Akne 98
Alveole 50
Alzheimer-Demenz 30
Apparat, juxtaglomerulärer 71
Apparat, kontraktiler 22
Appendix vermiformis 59
APUD-System 66
Arterie 40
Arteriole 40
Asthma bronchiale 51
Astrozyt 31
Auge 86
Augenkammer 90
Augenlid 90
Axon 28

B
Basalmembran 4
Bindegewebe 10
Bindegewebsfaser 12
Blut 35
Blutgefäß 39
Blut-Harn-Schranke 69
Blut-Hirn-Schranke 85
Blut-Liquor-Schranke 85
Blut-Luft-Schranke 50
Blutzellbildung 38
Bronchie 48
Bronchiole 50
Brustdrüse 99
Bulbus oculi 86

C
Carcinoma in situ 55
Chondron 14
Chorionzotte 75
Choroidea 87
Cochlea 93
Cohnheim-Felderung 24
Corti-Organ 93
C-Zelle 64

D
Darmzotte 58
Dendrit 27
Dentin 54
Dermis 97
Desmodontium 55
Dickdarm 58
Disse-Raum 60
DNES 66
Drüse
– endokrine 9
– exokrine 8
Ductulus efferens 78

Ductus
– choledochus 60
– deferens 79
– ejaculatorius 79
– epididymidis 78
Dünndarm 57
Duodenum 58
Dura mater 84

E
Einheit, motorische 26
Elektronenmikroskopie 3
Endhirnrinde 81
Endokard 39
Endolymphraum 93
Endometrium 73
Endost 18
Enterozyt 57
Ependymzelle 31
Epidermis 95
Epikard 39
Epiphyse 62
Epithelgewebe 4
Erythrozyt 35

F
Färbung, histochemische 2
Färbung, histologische 1
Fettgewebe 13
Fundus 56

G
Gallenblase 60
Gallenkanälchen 60
Ganglion 85
Gebärmutter 73
Gebärmutterhals 75
Geflechtknochen 18
Gelenkkapsel 15
Gelenkknorpel 15
GEP-System 67
Geschlechtsdrüsen, akzessorische 79
Geschmacksknospe 52
Gewebe
– Binde- 10
– Epithel- 4
– Fett- 13
– mukosaassoziiertes lymphatisches 46
– Muskel- 21
– Nerven- 27
Gingiva 55
Glaskörper 90
Gleichgewichtsorgan 95
Glia 30
Granulozyt 36
Grundsubstanz, amorphe 12

Register

H
Haar 98
Haftkomplex 7
Harnblase 72
Harnröhre 72
Haut 95
Hepatitis 60
Hepatozyt 59
Herz 39
Herzmuskulatur 26
Hirnhaut
– harte 84
– weiche 84
Hoden 77
Hodeninterstitium 78
Hornhaut 87
Hypophyse 62
Hypothalamus-Hypophysen-Achse 62

I
Ileum 58
Innenohr 93
Interterritorium 14
Iris 88
Isokortex 81
Isthmus uteri 75

J
Jejunum 58

K
Kapillare 40
Kardiomyozyt 26
Kehlkopf 48
Kleinhirn 82
Knochen 16
Knochenmark 38
Knorpel 14
Kontraktion
– glatte Muskulatur 22
– Skelettmuskulatur 26
Korpus 56
Krypte 58
Kupffer-Zelle 59
Kutis 95

L
Lamellenknochen 18
Larynx 48
Leber 59
Leberläppchen 60
Lederhaut 86
Leptomeninx 84
Leukozyt 36
Lichtmikroskopie 1
– weitere Verfahren 3
Lid 90
Linse 90
Lunge 48
Lymphgefäß 42

Lymphknoten 45
Lymphozyt 36
Lymphsystem 44

M
Magen 56
Magen-Darm-Trakt 55
MALT 46
Mamma 99
Markscheide 32
Matrix, extrazelluläre 12
Melanozyt 96
Meningitis 85
Milz 45
Mittelohr 93
Monozyt 37
Morbus Alzheimer 30
Multiple Sklerose 33
Mund 51
Muskelfaser 23
Muskelgewebe 21
Muskelspindel 26
Muskulatur, glatte 21
Myelinscheide 32
Myokard 39
Myometrium 74

N
Nabelschnur 76
Nagel 99
Nase 47
Nasennebenhöhle 48
Nebenhoden 78
Nebenniere 65
Nebenschilddrüse 64
Nerv 85
Nervendurchtrennung 86
Nervenfaser
– markhaltige 32
– marklose 33
Nervengewebe 27
Nervensystem
– enterisches 55
– intramurales 55
– peripheres 85
– zentrales 80
Neurit 28
Neuroglia 30
Neuron 27
Niere 67
Niereninterstitium 71
Nierenkörperchen 67

O
Oberflächenepithel 4
Ohr 92
Oligodendrozyt 32
Organe, sekundäre lymphatische 44
Ösophagus 55
Ossifikation 19

Osteoblasten 17
Osteogenese
– chondrale 19
– desmale 19
Osteoklasten 17
Osteoporose 21
Osteozyten 17
Ovar 72
Ovula Nabothi 75

P
Pachymeninx 84
Pankreas, exokrines 61
Pankreasinseln 65
Paraganglion 65
Parenchym 43
Pars pylorica 57
Penis 80
Perichondrium 14
Perikaryon 27
Perilymphraum 93
Perimetrium 74
Periost 18
Pharynx 48
Plazenta 75
Plazentaschranke 76
Pleura 51
Pneumozyt 50
Portio 75
Prostata 79

R
Regio
– cutanea 47
– olfactoria 47
– respiratoria 47
Retina 88
Rückenmark 83

S
Samenweg 78
Sammelrohr 71
Sarkomer 23
Schilddrüse 64
Schnecke 93
Schranke
– Blut-Harn- 69
– Blut-Hirn- 85
– Blut-Liquor- 85
– Blut-Luft- 50
– Plazenta- 76

Schweißdrüse 97
Sertoli-Zelle 77
Skelettmuskulatur 23
Speicheldrüse 52
Standardfärbung, histologische 1
Subkutis 97
Synapse
– chemische 28
– elektrische 30
System
– diffuses neuroendokrines 66
– lymphatisches 42

T
Talgdrüse 98
Thrombozyt 37
Thymus 42
Tonusregulierung 22
Trachea 48
Tränendrüse 92
Trommelfell 92
Tuba uterina 73
Tubulus 69

U
Unterhaut 97
Ureter 72
Urothel 71
Uterus 73
Uvea 87

V
Vagina 76
Vene 42
Venole 42
Vestibularorgan 95
Vulva 77

W
Wurmfortsatz 59

Z
Zahn 53
Zahnpulpa 54
Zahnschmelz 54
Zement 54
Zervix 75
Ziliarkörper 87
Zytoskelett 22